阿利克斯·勒菲耶夫-萨尔拉也参与了本书创作，
本书序言由克莱芒蒂娜·萨尔拉撰写。

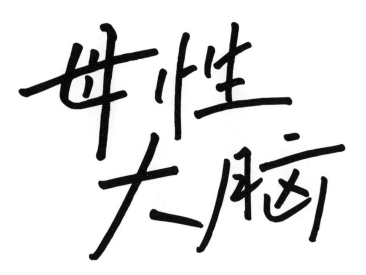

女性大脑

生育对女性大脑的重塑与改变

［加］乔蒂·帕鲁斯基 著　　郭琰 译

U0339701

湖南科学技术出版社·长沙

谨以此书献给我的母亲与我的祖母，

献给强大而独立的女性，

献给超人母亲与超人祖母们。

序言

当乔蒂请我为这本书作序时，我刚刚生完第三个女儿……

我当时立刻开玩笑问她："你确定要这样做？！我只怕干不来，我现在的智力水平最多只能保证三句话以内没有语法错误……"

请大家理解，当时我正处于产后脑雾期，是完完全全"妈妈脑"的状态。

关于"妈妈脑"这个科学观念的论述有很多，都相当详细。同时也是因为乔蒂，我对这个概念才有所了解。

"妈妈脑"这个词的出现不是为了通过塑造无能母亲的窝囊形象来让新手妈妈心有愧疚，也不单单指她们大脑爆发出的惊人能力。

全世界平均每天大概有 38 万女人在生孩子。也就是说，每天有这么多人在经历着大脑的改变。

正如乔蒂所说，"怀孕"的不仅仅是你的身体，还有你的大脑。

2018 年底，我偶然在一份美国报纸《波士顿环球报》上读到乔蒂的文章，当时可谓醍醐灌顶。乔蒂在这篇英文采访中解释了大脑的神经元为全力迎接孩子的降生而进行怎样周密的部署。

这太令人震撼了！原来我不是"疯"了，而是我的大脑为了一个脆弱的小生命在不懈努力。这篇文章给了我力量，让我为自己感到骄傲。

随后，我发现有一个播客邀请了她做嘉宾。原来她不仅住在法国，并且就职于雷恩大学（雷恩大学是法国排名前列的大学之一）。我立即点击网页上的链接，向她发送了一封邮件，那正是我的播客《成为母亲》首播当日。我非常想采访她，想请她告知法国妇女发生在她们自己身上的事。

得知乔蒂和她的同事们从事多年的研究现在有了法语版本，你们不知道我有多高兴。

生活在 2022 年，我们很幸运。

幸运是因为了解自己的身体和大脑会给人极大的安慰。大家都知道"知识就是力量"这句老话，老话有时必不可少，尤其对母亲们的精神健康而言。

长久以来，科学研究一直忽视对女性，尤其是母亲的研究。

现在，全球有很多团队都在研究我们的大脑，以解决围产期死亡、养父母、产后抑郁、母乳喂养、"爸爸脑"等各类问题。本书的每一页都会让你更加了解自己的大脑，知晓它的超能力。请尽情享受这顿精神大餐，并好好保存此书吧！

这是应该送给每一对新手父母的珍贵礼物。我们已经被教导了很多关于婴幼儿的知识（这当然很好），但还缺少最重要的一环：关于父母。

乔蒂让我这个新手妈妈轻松了不少，对此我感激不尽。是她的研究给了我力量与信心。

克莱芒蒂娜·萨尔拉

记者，播客《成为母亲》创始人

目录

目录

目录

目录

引言

2017 年，我和两位研究母亲大脑的专业学者乔·兰斯坦和艾莉森·弗莱明教授合作撰写了一篇综述文章，介绍了有关妇女产后抑郁与焦虑的神经生物学研究[1]。这篇文章发表在神经科学一区期刊上，并在许多国家广泛传播。这使得有关育儿和围产期心理健康的神经生物学知识为大众所认知，而这一领域此前已被忽视太久。

在与对我们研究感兴趣的记者、临床医生以及妈妈们交流的过程中，我发现母亲大脑的变化一开始很容易被人忽视。而这些人得知大脑是为了帮助我们成为母亲才发生这样正常而重大的变化后，他们得到了极大的安慰，对此我深感触动。

我们需要记住，孕妇也有大脑，不是只有肚子。

同时，我意识到妈妈们和照顾妈妈的人都应该了解我们神经科学的一些相关研究。因此，我开始通过我的播客《再访妈妈脑》[2]、采访、博客以及其他媒体向大众普及我和同事们的研究。现在，我将通过本书来叙述。

  本书对父母的大脑和广义上养育脑的变化做了简要的介绍，重点关注了人类大脑的变化，对神经化学的变化以及相关的激素变化涉及不多。限于篇幅，我无法更进一步解释，而想要完全了解，还要做更多研究。对想要更进一步了解的读者来说，我推荐你们阅读迈克尔·纽曼所作的《养育脑》(*The Parental Brain*)[3]一书，书中概述了基于多年动物研究的有关养育脑的神经生物学知识。

  理解大脑在一个人成为母亲的过程中所起的神奇作用至关重要：它并不像有些人说的，只是简单变成一团糨糊。它是在自我重组、自我改变。它同时也不得不面对这个社会对母亲的期待，这个议题虽已远超本书的内容，但所有父母都需要对此予以关注，并对它重新定义。

第一部分：

什么是"妈妈脑"？

第1章

一孕傻三年？

　　我坐在电脑前，大脑正飞速运转，思索着如何讲述大脑非比寻常的能力，尤其是成为母亲后那不可思议的改变。我想把一切都告诉你，甚至更多。成为母亲是一场奇特却并不轻松的冒险，可能是人生中最复杂的挑战之一！同时，也是持续时间最长的挑战之一。不要忘记，成为母亲意味着，从此之后你人生的大部分时间都将是一位母亲。但现在，暂且不要想那么多。

　　本书讨论的是母亲的大脑，我将分阶段来讲，首先从我们将"大脑"与"母性"联系到一起时立即产生的想法开始讲起。（当然，在书中我随后会讲到"父性"，只是当下让我们先聚焦在妈妈们身上。人们通常对妈妈期望更多，使她们肩负着教育孩子的重任。必须承认，这仍是我们当今社会的现实。在我看来，这种情况需要得到改变，但那是另一个话题了）。

"我的神经元？都被我女儿拿去了！"

让我们回到"妈妈脑"这个话题。我相信大家在各种杂志、书籍、博客和社交网络上早就听说过这个词，或者至少听说过这个现象。博主 Ninoute[1]、年轻母亲艾米莉总结得很好："我的神经元？我觉得都被我女儿拿去了（这对她可太好了），所以我总是忘记事情。大家都说，别担心，怀孕的人都这样。这都是废话。而且这让我很担忧，也许我得在彻底变蠢之前去咨询一下……我忘了至少一半的事，幸运的是这些事都不是什么大事。我从未忘记去托儿所接女儿或者去上班，忘的大都是日常生活中的小事。但我并不孤单，我最好的朋友刚生完孩子，她也出现了同样的情况。"

我也很喜欢加拿大电视节目主持人、4个孩子的母亲约瑟·布尔尼瓦尔说过的一段话。在一篇题为《我的大脑去哪儿了》[2]（标题意思很明确！）的博文中，她吐露心声："自从生下莱昂纳多后，我都不认识我自己了。我本来是一个做事井井有条、认真负责的人，现在却开始忘记要做的事、记错日期、丢失东西。我可能把大脑给生出来了……我感觉自己一直处于挣扎求生的状态：我的大脑只记得最基本的事情，其他事情全都被抛弃了。我得记住那么多关于孩子的事情，所以其他事就渐渐被抹除了。大脑的容量是有限的！"

大家再来看看 Ins[3] 上的发言……当时正忙于报道法网的

体育记者克莱芒蒂娜·萨尔拉在自己的账号 @lamatrescence
（以及同名播客《我的母亲》）上写道 [4]："我的身体尤其是我的
大脑是有极限的。我已经有两年没有主持日播节目了。唉，真
叫人头疼，好多次记混运动员的名字或者他们说的话……简直
疯了。幸运的是，我现在知道这很正常，尽自己所能就好了。
这才是最重要的。"

英语世界这一边，"妈妈脑"这个话题下有好几千条发言，
大家都在玩文字游戏和开玩笑。我给大家翻译几条（文字游戏
翻译成法语可能效果没那么好，但我保证真的很有趣！）：

——"我觉得这个周六过得棒极了，直到我发现那原来是
周日。"（@humanityinspires）

——"想不起来的名单上又多了一项：我自己的电话号码。
但是，我竟然还记得我家 1992 年的号码。酷，谢谢。大脑干
得真棒！"（@mommacussses）

——"我可不是在吹嘘，我能忘了自己正在干的事。"（我
在好几个账号上都看到了这句话，特别是在 @mykidsbutler，
但我找不到准确的出处）

——"我已经到了这个地步：当我说'我刚才说什么了'
的时候，可能这是一句威胁，也可能只是单纯表达自己的疑
问。"（@katewouldhaveit）

——"我的脑袋就像一个浏览器，打开了 19 个网页（至

少3个常驻页面）也还是找不到这段音乐的出处。"（@quin-nandlaine）

在这个话题下，还有很多别的关于"一孕傻三年"的文字游戏和笑话。其中我最喜欢也最常讲到，能让听众哄堂大笑的是这个："我以前干活儿的脑细胞都被孩子干掉了。"问题是要知道这句话是不是真的！一个人成为母亲是否意味着用自己的大脑交换了孩子？有时我们确实有这个感觉。

在讨论母亲的大脑这一"科学"（是的，这是真正的科学）之前，让我们先给它下一个定义。如果在谷歌里搜索"妈妈脑定义"，将得到这种回答：

——"生完孩子后很长一段时间内，母亲的大脑变成一堆黏稠物质的现象。"（城市词典[5]）这是认真的吗？也未免言过其实了。成为母亲后，大脑当然还会继续工作，否则我们——可能也包括我们的孩子——早就死了。

——"健忘或常常恍惚的年轻母亲的状态。"这条来自你的词典[6]网站的定义似乎更恰如其分地解释了我们所听说的"妈妈脑"。

需要指出的是，英文中的"妈妈脑"也可以用别的词汇指代，比如"妊娠期大脑"或者"婴儿脑"。因此，如果在剑桥词典里查找"婴儿脑",你会发现这个定义:"怀孕妇女健忘或无法清楚思考的情况。"这样一来,女人一旦怀孕不就没脑子了?对母性的如此定义意味着什么?成为母亲意味着完全失去自己的脑子?放心,这不是真的!在本书中,我会让你们相信,成为母亲意味着获得超能力。目前,你只需要知道,成为母亲后,你的大脑确实会发生改变,并做出一些惊人的事情……

最后,简单来总结,到底什么叫"妈妈脑"?可以说这是许多妈妈切实体会到的一种感觉,她们感到孩子在吸收自己的脑细胞,让自己头脑发蒙,想不起要说的话,忘记说过的话,甚至忘记正在做的事,当然还有很多其他症状。2019 年夏,美国女演员安妮·海瑟薇在她怀孕后期接受的一次采访中给出了很好的说明。"我的大脑现在拦着我,对不起,"她笑着解释道,"有什么东西正在吃掉它……我可以集中精力在某些事情上,但会忽略其他事情,比如分辨方向……如果你描述一样东西、某个形状,或者拼写一个单词,我会无法理解。我还想不起来某些词。你跟我讲话时,我感觉你面前有个电脑上的加载图案在旋转。我感觉现在的自己应该有点儿让人难以忍受,要是我之前没这么说过,请原谅我。怀孕的我甚至记不得一分钟前自己说过的话。"[7]

"妈妈脑"的体验是确实存在的,大多数妈妈都无法躲过。你觉得自己躲过了?可能是因为你已经忘了!在我生孩子之前，那时候在大学里刚开始研究母亲人群的记忆问题，我有一些刚生过孩子的朋友。我问其中一位母亲是否也有过"妈妈脑"的经历，她回答道："没有，我没有过健忘或者其他问题。"她的丈夫当时正好回来，看着她说道："要不是我提醒，你有次都忘了穿鞋子！"他还说到，怀孕后期的老婆无法弯腰，是他帮妻子穿上了鞋子。

当然，孕期和产后的"妈妈脑"症状并非千人一面。拿我自己来说，主要是言语记忆受到了影响——容易忘词。话明明就在嘴边，但就是想不起来。有时得费好大力气才能想起来。实话实说，9 年后我还总是忘词……当然这也可能是因为我每天要做的事情太多了，与激素或孩子不大相干。

母性大脑研究小史

关于这一现象可说的趣事太多了，我能写满整本书。但是在本书中，我还是想跟你们从科学角度进行探讨。我的学术生涯就是从研究这一问题开始的。我试图理解母亲的大脑这一科学，研究成为母亲对记忆力造成的实在影响。成为母亲真的会死很多脑细胞吗？

我是在生孩子之前，于 2002 年在多伦多大学开始我的研究的。此前，我在不列颠哥伦比亚大学获得了生物心理学学士学位，继续学业前在一个实验室工作了几年，其间还开过咖啡馆。一开始在多伦多大学攻读硕士学位时，我对女性常提到的"妈妈脑"还知之甚少，但我对母性，对大脑的工作方式，以及有关母亲的重要生理因素很感兴趣。我在丽萨·加利亚教授的指导下读完了硕士，研究方向是母性、记忆和激素，后来我得到了修习神经科学博士学位的机会，我对此投入了极大的热情，如饥似渴地阅读文献，开展研究。2002 年的时候，报纸和社交网络上关于这个话题的信息还很少，但还是有一些科学研究的。当然，讨论话题是一回事，证明则是另外一回事。

我能找到关于母亲记忆的第一篇文献资料是让·埃蒂安·埃斯基洛于 1838 年发表在《精神病论集》上的一篇学术报告。让·埃蒂安·埃斯基洛出生于 1772 年，是一位来自法国图卢兹的精神病医生。1799 年，他在巴黎萨尔佩特里尔医院工作的时候开始对精神疾病感兴趣。在我的观念里，"妈妈脑"从来都不是一种精神疾病，但值得注意的是，他在报告中探讨了女性在成为母亲后需要面临的心理问题。在他随访的 92 名女性中，8 人出现了产后痴呆的症状。这里的痴呆我们可以理解为健忘、失语、无法思考和解决问题，这些症状足以干扰日常生活。一般来说，我们所说的"妈妈脑"可能和痴呆有某些相似之处，但是不要担心，这并不是精神病学意义上的痴呆症。我之所以提到埃斯基洛的研究，是因为这是我能找到的第一份关于产后记忆力问题的文献。那是在 1838 年，我认为他的思路是正确的。但是要等到 100 多年后，大家才重新对成为母亲如何影响记忆力与大脑功能这一问题感兴趣。

我研究发现，直到 1969 年，才终于有关于母性大脑的论文在学术期刊发表[8]。该论文研究的范围更广，是关于孕期和产后影响记忆力的情绪及其变化的，在这里我只分析和记忆相关的部分。研究人员以问卷和谈话的方式，就怀孕期间以及刚生产完时自身感觉到的变化这一话题，询问了 86 位北卡罗来纳州纪念医院的孕妇。受访女性需要回答是否出现脑雾的症状，是否思路不清晰，是否思考能力下降，是否出现注意力不集中或记忆力下降。她们在孕期和产后分别接受了调研。研究结果显示，12%~16% 的女性在孕期和产后出现了脑雾。值得注意的是，二次生育的女性（31%）比初次生育的女性（5%）症状更加明显。这也许并不奇怪，因为她们在已经有了一个孩子的情况下，再要一个孩子需要面临的问题更多。这项研究很重要也很有趣，因为终于有人关注这个问题了，但是对"脑雾"的衡量仍然是相当主观的，实际上只反映了一个侧面，并且同时引发了其他问题：十分之一的女性感觉到了脑雾，但是这种感受的程度和她们怀孕之前是否有所不同？事实上，这项研究提出了很多问题，却没有找到答案，但正如我所说，当时这方面的研究才刚刚开始。

后来的发展情况呢？过了近二十年，才又有一项重要研究成果发表。当涉及到孕产领域时，科学研究竟然如此缓慢……第一篇专门研究"妈妈脑"的论文发表于 1986 年[9]。一位怀孕 6 个月的年轻神经心理学家在参加一次会议时，发现自己的智力水平大幅下降，于是她想知道是否其他女性在怀孕时也会出现这些状况。该研究邀请了 67 位从事各种职业（医生、心理学家、护士……）的女性填写问卷，回答是否有过健忘、迷路、思路混乱、阅读障碍等问题。调查结果表明，41% 的受访女性在怀孕时出现过其中一种或几种认知症状，大部分女性都有过健忘（80%）和阅读障碍（57%）问题。

研究人员表示，这些问题并不是因为嗜睡、注意力不集中、应激或对工作缺乏兴趣。事实上，他们对于研究结果也感到十分震惊，于是将之命名为"妊娠期良性脑病"（谢天谢地，这个词汇没有普及）。他们还建议从事以上职业的女性，一旦出现这些症状就停止工作！但是请放心：从此以后，不同于这些纯主观的调查问卷，基于记忆力测试的更客观的研究得出的结果将大相径庭（我后面会再谈到这个问题的）。同样，这项研究也没有将她们怀孕前后的情况作对比，所以无法衡量这些变化的重要性！这项研究的意义在于，研究人员发现如此常见的现象竟一直未被科学研究所关注。文章中写道："整个学术界（包括所有语言）都找不到一处关于妊娠期'健忘''思路混乱''阅读障碍''迷路'和'认知困难'的引用。"（对此，我毫不意外。除了和孩子直接相关的问题，我们一贯忽视母亲本身，更别提关于大脑健康的研究了。）

这项研究几年之后，1991 年的一项基于更大的人群（236

位新手妈妈）的研究结果 [10] 显示，82% 的女性在孕期和产后都有过我们称之为"妈妈脑"的阶段。该研究提到的变化包括注意力不集中、头晕和短期记忆力下降。研究人员试图更准确地了解孕期和刚生产完是否会发生记忆水平的变化，以及都有哪些变化。研究显示，50%~64% 的受访女性出现了认知能力下降，比如在日常活动（阅读、家务、谈话）中难以集中注意力、想不起事情。需要指出的是，年长女性、已婚女性、和丈夫或伴侣一起生活的女性，或受教育程度更高的女性更容易出现这些认知障碍。也许这和精神负荷有关，或者说大脑常常被占满。还有 50 多位孕妇参与了这项研究的另一部分，其中 82% 的人提到了记忆力和注意力的下降，精神恍惚的情况更加严重。一些人表示："工作时无法集中注意力，忘记领导的交代，说错词……""忘了带钥匙，忘了自己说过的话……""上车之后忘记自己要去哪里……"

这些不同的研究表明，我们通常称为"妈妈脑"（或者我更愿意称为"母亲的记忆变化"，因为我认为真正的"妈妈脑"是不可思议的）的现象是真实存在的：妈妈们确实会感到忘性大、难以专注，陷入一种大脑迷雾。有一件事情是确定的：绝大多数孕妇和产后初期的年轻妈妈都感觉到自己记忆力的下降。真的会"一孕傻三年"吗？并不是。但事实上我们仍然不知道"妈妈脑"到底是什么。可以肯定的是，女性自我感觉在当妈妈后脑子没那么好使了。大脑的这种改变是件好事，因为它必须为照顾孩子做出改变。"妈妈脑"是你的大脑为了你成为妈妈而进行的改变。这种变化是积极的,是一种新的超能力!

第 2 章

"妈妈脑"是新事物吗？

读到这里，我们仍未全面给出"妈妈脑"的定义。许多妈妈注意到自己在怀孕后期和产后在某些方面的记忆力下降，而我好奇的是"妈妈脑"是不是一个新的现象。我们的母亲和祖母们也会这样吗？还是说这个现象和当今社会的过快节奏，以及施加在女性身上的、迫使其成为完美母亲的压力有关？

我在脸书上进行的小调查

为了找到这一问题的答案，我在脸书上询问了我的家人、亲戚和朋友。好吧，脸书已不是当下最流行的网络平台，但我在脸书上有一个私人账号，在那里和家人、亲戚、朋友保持着联系。

我是我们家 4 个孩子中最小的，我父亲也是 4 个孩子中最小的。因此在我父亲这边，我是家族里最小的孩子，自然我的哥哥姐姐们都五六十岁了，女性长辈也都 80 多岁了。所以我有大把的调查对象来获取关于不同年龄段的母亲大脑的相关信息。

以下是 70 岁以上受访者给出的信息:

——戴安娜·P.（我的姑母）:"没有,我一点都不记得有过这样的事情。"

——内尔达·E.（一位表姐）:"我也没有,我不记得怀孕时有过这种情况、也没有讨论过这个话题。但是生完以后确实有!"

——朱迪·P.（我的姑母）:"我没有,我怀孕时状态很好。"

——索妮亚·T.（另一位姑母）:"除了持续好几个月的早上的孕吐,我感觉良好。"

其他人也说没有,包括我的母亲。所有人中,只有一位提到了产后记忆力下降。看来这个现象是新近出现的,或者说,这些如今 70 多岁的女性不记得自己生孩子时经历过什么。

20 世纪 80 年代以后生孩子的女性亲戚和朋友们对此则有更多话要说:

——芭波·C.（一位表姐）:"我怀孕时记忆力严重下降。"

——乔蒂·B.:"我每次怀孕都有这个情况。"

——保琳·M.:"是的! 我曾把钥匙忘在了冰柜里! 不记得自己要去哪里……"

——劳里·C.（一位表姐）："我一直就说怀孕会杀死脑细胞。前一段时间我还这样，我的脑子再也回不去了，经常恍恍惚惚的。"

看到这些证词，我们很容易发现，"妈妈脑"在 20 世纪 80 年代以后生育的女性身上更为常见。为什么会这样？是因为时间更近，记得更清楚？是因为外出工作的女性比以前更多？是由于技术进步？还是以上因素的叠加导致？我们不得而知。让我们明确一点：这只是在脸书上对我的亲戚朋友进行的调查，并不是一项科学研究！

"妈妈脑"和精神负荷

很难知道是从什么时候起，母亲们开始出现记忆力下降。但有一个值得我们思考的方向：工业革命以后，女性开始走出家门工作。直到 20 世纪 80 年代（准确来说是 1980 年！），大多数民众——这里指的是美国人——才同意女性参加工作（参见 Our World in Data 网站[1]）。我想，是获得这种许可后才有更多的女性开始出门工作……当然，她们同时还得继续履行母亲的角色！只可惜这一角色一直以来承担了太多，因为育儿总是被认为是女性的主要责任。这加重了她们的"精神负荷"，她们每天要思考、要做的事太多。这很快就会让人筋疲力尽！在外工作的母亲回到家里不能放松、看电视。上班回来是第二份工作的开始：准备晚餐，找出约翰尼的足球鞋，辅导伊莎贝拉做作业……还有太多的事要做。

伊丽莎白·巴丹德在《冲突：女性与母亲》(*Le Conflit: La femme et la mère*)² 一书中写道："我们启蒙时代的祖辈留下了这种不同寻常的解放女性模式，她们摆脱了母职的忧虑，也不再只限于母亲身份。"这是件好事，可能和许多其他国家的情况不同，但事实依然是，法国的母亲们仍然承担大部分育儿和家务劳动，即使她们还要在外工作（据伊丽莎白·巴丹德所言）。因此，她们总是要承担认知或精神上的负担，这会影响她们的记忆力。

这种持续的负荷会让大脑时刻都想逃跑。当然，这只是一个假设，但显而易见的是，当代女性的认知负担比过去重多了。社会对母亲、对她们的育儿方式期望甚重。而我们作为母亲，总被期望着能为孩子提供一切机会，这一般意味着每周要协调无数活动，要安排好约会、会议、购物、洗衣服、音乐课、足球课或者绘画课。收入更高或在外工作时间更长的父亲们一般不会分担太多这些任务，社会对他们的期望也没那么高。

我能说出更多父权社会所造成的影响以及当代母亲的感受。但是，对于母亲与智商之间的关系，我还想多说一些。长期以来，女人都被认为头脑简单，不值得接受教育，没有男人聪明。维多利亚时代最伟大的作家之一玛丽·安·伊万斯

（她的笔名乔治·艾略特更为人所知）在《亚当·贝德》（*Adam Bede*）一书中写道："这就是女人的命运——她们没有大脑需要供给，因此食物不是变成了脂肪，就是给了孩子。"有趣的是，直到如今仍然有一些女性觉得自己的大脑被"转移"给了孩子。

当然，乔治·艾略特是在小说中写下这段话的，作为一种调侃。但如果是凯瑟琳·埃里森在《妈妈脑》（*The Mommy Brain*）[3]一书中提到的 1848 年的产科教材中的这句话呢？——"她（女人）的大脑太小，不足以产生智商，只刚刚够产生爱。"哇哦！这样的说法显然是十分令人不快的，因为我们知道智力超群的女性可太多了。波伏瓦曾讽刺性地总结道："女人？简单！喜欢套用简单公式的人说：女人就意味着子宫和卵巢，用'雌性'这个词定义女人足矣。"[4]

《母性》（*Mother Nature*）[5]一书的作者、著名人类学家莎拉·布莱弗·赫迪博士认为，对于 19 世纪 50 年代的进化论学者们来说，女人是用来生育的，男人是进行生产的，所以智力不是女人的特质。对于这一理论，我有两个疑问：首先，我们当然知道男女智力水平不同是无稽之谈；其次，如果说女人的作用只在于生育，是否意味着当母亲不需要有脑子？简直是笑话。做母亲需要进行学习、创新、时间管理以及一系列重要认知活动，即使这些活动长久以来都不被看见。显然，女人不聪明的观点是那些从来没有照顾过孩子的男人说的！

这正是法国哲学与科学家克莱门斯·罗耶所强调的。她于

1870 年加入巴黎人类学会,是法国首位进入科学学会的女性。她说过:"直到现在,科学界和法律界一样,仍完全由男性占据,女性被看作一种完全被动的存在……"[6] 今天,女性在科学界、法律界以及社会上的角色已经不一样了,越来越多的女性发挥了积极作用,但是我们仍没有完全摆脱过去。

社会心理学家艾米·卡蒂博士在其 2004 年发表的一项研究[7] 中提出,职场女性成为母亲后,通常会被认为更热情(更和善),但工作能力会下降。与之相反,职场男性在成为父亲后,他们会被认为还是一样有能力、一样热情。换句话说,职场妈妈会变笨,而男人则不会。研究结果还显示,相比于父亲或无子女人士,雇主更不愿意雇佣母亲,不愿意给她们升职或进行职业培训。

2007 年其他一些研究[8] 还表明,求职的孕妇会遭受恶意——比如说被无礼对待。而且,她们"在竞争偏'男性'化岗位时比竞争偏'女性'化岗位时更容易被敌视"。对于寻求非传统角色的孕妇来说,这种普遍存在的敌意让她们难以找到突破常规或是不符合社会期待的工作。研究证实了已知事实,这确实令人不快!你们会说,这和"妈妈脑"有什么关系吗?事实上,我有时也会想,母亲记忆问题迟迟没有受到关注,或许就是因为社会普遍认为女人尤其是孕妇更笨的历史观念?或许当我们开始注意到成为母亲后的记忆变化时,它的存在感就变得尤为强烈,以至于忘了妈妈们在别的地方完成了多少不可思议的工作。

亟需为母亲和母性正名！

显而易见，母亲不聪明或者说不够聪明的观念已经渗透到了整个社会和我们的潜意识中。这种观念可能来自于"妈妈脑"所表现出的现象。为了发掘真相，我们需要了解有关母亲的大脑是如何变化的客观事实。记忆水平测试又有什么发现？一旦我们了解了情况，可能会改变整个社会对母亲的看法，并且意识到母亲们的大脑（以及身体）的非凡成就。

我还想说，是时候重新擦亮母性的徽章了。我们必须需要知道她们的真实情况，知道成为母亲意味着什么。我在自己办公室的墙上贴了一张安妮·克莱因的品牌广告，那是从某次跨大西洋航班的飞机杂志上撕下来的（整个航行中我都没有电影看！）。广告上有这样一句话："所有人都是从女人的身体生出来的。"我们的力量来源于此，我们必须谨记。《三位母亲：马丁·路德·金、马尔科姆·艾克斯和詹姆斯·鲍德温的母亲如何塑造一个国家》[9]一书的作者安娜·马莱卡·塔布斯在为《母亲杂志》（Mother Mag）写的一篇名为《我们需要改变看待母性的方式》[10]的文章中写道："母亲掌握和塑造着我们这个世界的二次想象和持续进化，她们值得与这种能力相匹配的尊重与爱戴。"妈妈们，请注意：你们所做的事情无与伦比。

第 3 章

当妈妈的大脑出现故障

在过去的几十年，我们已经走过了漫长的路程。现在人们已经经常谈论"妈妈脑"，并认为它确实存在。但"妈妈脑"到底是什么？就像我在第 1 章中所说，这种现象通常表现为一种脑雾，母亲们抱怨最多的是健忘。这让我想到两个问题：

1. 母亲所经历的健忘主要体现在哪些方面？

2. 和生孩子之前存在的健忘有何不同？

聚焦记忆功能

先来聊聊健忘问题。你可能同意我说的，什么都能忘，不是么？你会忘记想要说的话，在描述某件事的时候忘记可用的词，忘记把车停哪儿了，忘记你的钱包，等等。简单来说，健忘是一种记忆缺陷。

记忆丧失比我们通常想的复杂得多。加利福尼亚大学尔湾分校的心理学和法学荣誉教授伊丽莎白·洛夫特斯博士区分了四种常见的遗忘，包括寻回失败（大脑似乎丧失了某个信息，你无法恢复它）、记忆干扰（脑中记忆混杂）、存储不足（没有足够的记忆空间来保存信息）和主动遗忘（你的大脑主动忘记了某些痛苦或创伤性的记忆）。

当然，以上四种情况的区分是基于记忆的构成方法之上的。记忆本身很复杂，可分为比较重要的几种。法国国家健康与医学研究院对于记忆是这样定义的：记忆是指对不同的经历和事情进行的信息记录、保存和重组。不同形式的记忆有不同的神经网络参与。了解这些过程有助于更好地理解记忆障碍，对患者及其家庭进行干预。记忆是一种让我们可以吸纳、保存和重组信息，以便和环境进行互动的功能，它汇集起了能力、知识和回忆。每个人思考和规划未来时，记忆都必不可少。它提供了每个人身份识别的基础。[1]

我们得知道，记忆可以分为不同类型。例如，记得把车停在了哪里属于空间记忆（空间位置记忆）；想起我们要说的话或者寻找一个词汇来描述某件事属于言语记忆；还有长期记忆和短期记忆；当然，还有外显记忆和内隐记忆。简单来说，外显记忆需要通过努力获得（比如婆婆的生日），而内隐记忆则不需要（比如你最喜欢的歌曲的歌词）。想要记住，就必须对目标加以关注，并拥有足够的大脑"空间"来储存。因此，注意力和我们所说的"认知负荷"（记忆信息的可用空间）也会对记忆造成影响。

当妈妈们表示自己常常精神恍惚,感觉自己的脑袋"雾蒙蒙"的,或者说感觉"云山雾罩"的,这到底是怎么一回事?她们的记忆力和生孩子之前到底有什么不同?这是 20 世纪 90 年代初以来的几项研究提出的问题。只有"几项"是因为这一领域一直备受忽视。我敢肯定,如果是男人说自己当爸爸后出现了记忆问题,我们对这个话题的了解会多得多。

孕期:内隐记忆表现不佳?

让我们再来回顾下这几项研究。第一个关于母亲记忆力的客观研究(客观是指是在实验室里对孕妇和非孕妇进行了记忆测试)是在 1991 年进行的。[2] 彼得·布林德尔博士和他的同事想知道妇女在怀孕时是不是真的会精神恍惚。我在第 1 章提到的以前的那些研究都是主观的,因为他们只是简单询问母亲们是否"感觉"到自己的记忆力下降。而这些新的研究则是通过测试来评估记忆力。研究人员让参加者(孕妇和非孕妇)在实验室里进行相同的客观记忆测试。在此期间,参加者需要完成一项任务或填写一份问卷以评估她们某些方面的记忆水平,然后对比各组结果并进行统计分析。

在布林德尔这个关于孕期记忆的首个客观研究中,研究人员从两个方面对孕妇和非孕妇进行了比对:对自己记忆能力的感知(主观研究)和记忆测试得出的实际能力(客观研究)。

这个方法很好，可以知道女性自己的感受和实际情况是否匹配。布林德尔和他的团队询问了 41 位女性——32 位孕妇和 9 位非孕妇。这个数字对科学研究来说太少了，但总要先开始。研究人员评估了参加者的回忆能力，让她们回忆几分钟前看到的东西。测试开始时，研究人员告知她们将会对她们进行物品记忆测试，接着向她们展示 10 种厨房用具或水果，以及写有 12 个物品名的名单。每件物品都按照每 2 秒一个的顺序依次展示。2~4 分钟后，请她们尽可能多地写下看到的物品，无需排序。这个过程属于"外显"记忆测试，因为它是对事实的主动记忆或有意识的回忆。

与此同时内隐记忆测试也在进行。换句话说，它用于评估"无意识"记忆，这种记忆允许你在不思考的情况下做某事，比如在开车时操作换挡。研究人员向参加者展示了一份无需她们记住的物品名单，然后再单独展示单词的前三个字母，请她们根据第一个想到的单词来补充完整。例如，研究人员展示"bird"（鸟）这个单词，几分钟后，又给她们看前三个字母"bir"。

研究人员发现，"在外显记忆或记名单方面，孕妇的记忆功能并没有缺陷"。但是，在和记忆功能感知方式（主观测量）相关的内隐记忆客观测试中，她们表现不佳。据研究结果可以合理推测，孕妇宣称自己记忆力不行并不意味着她们真的记不住东西，而是对不关注的事情记得不清楚。这是一个有趣结果的开始，尽管研究只是在一小群女性中进行的。它表明，如果有需要，孕妇和非孕妇一样，都能学习和记住新的东西。

产后：记忆的过渡性变化

我们再来看看对于产后"妈妈脑"的研究，这方面的首个客观研究是在 1993 年[3]。亚瑟·艾德尔曼和他的同事比较了 100 位刚生产完（3 天以内）的女性、20 位未怀孕也没有孩子的女性、15 位即将临盆的女性以及 39 位新手爸爸的记忆。他们使用了与前面提到的布林德尔及其同事的研究有所不同的记忆力测试方法。

第一项测试是针对言语记忆。研究员为参加者朗读两段没有关联的文字，然后请他们记住尽量多的细节。第二项测试是针对视觉空间记忆（韦氏测验）。参加者需要观看 3 幅抽象图案，每幅看 10 秒钟，并在每次展示后凭记忆把图案画下来。

研究人员在这项研究中发现，产后第 1 天，与没有怀孕的女性相比，母亲们在记忆测试中得分较低（言语记忆和视觉空间记忆），但是第 2 和第 3 天，表现就都一致了。有趣的是，在孩子出生第 2 天对父亲进行的言语记忆测试显示，他们的表现明显不及未怀孕的女性，孕妇也同样比非孕妇差。至于关于视觉空间记忆的第二项测试，不同组别之间没有差异。

总结一下，这些早期的研究表明，母亲在孕期和产后早期的记忆力变化确实存在，但是并不是全方位的改变。之后的几十年中，还有一些研究在进行，数量不多，结论也很含糊，这导致情况变得更加复杂。正如一位研究人员所说，"总的来说，研究所发现的记忆或认知存在变化是一致的，但对于认知功能的客观变化情况，我们还不是很清楚"[4]。

记忆的变化并非看起来那么大

我们对于母亲大脑状况的不同理解有多种原因可以解释，主要原因肯定在于相关的研究太少。另外，现有研究使用的测试不同，方法也不同，针对的是怀孕和产后的不同阶段，或者因为参加者数量太少……总之，可解释的原因很多！

为了使得这些分散而含糊的研究结果有意义，澳大利亚研究人员朱莉·亨利博士和彼得·伦德尔博士决定对过去的所有研究进行总结（科学术语是"元分析"），他们在 2007 年发表了研究成果[5]。当时，基于客观记忆的测试和母亲与非母亲的比较研究只有 17 个。20 年中只有 17 项研究——这显然太少了，特别是联系到抱怨孕期和产后出现记忆减退和脑雾的女性高达 80% 的事实。平均来说，80% 的女性在一生中会有怀孕的经历。因此，这涉及的人群非常庞大！然而，对于"妈妈脑"我们一直所知不多。我要再一次提出疑问：如果是年轻父亲抱怨记忆力减退，情况会不会不同？当然。

还是让我们先看看亨利和伦德尔的元分析吧。他们汇总了 17 项研究的结果，并加以对比，以确定母亲们和未怀孕的女性之间可能存在的不同之处。这个方法很好，我们可以看到学界是如何对大众问题进行研究的。对这 17 项测量孕妇和产后妇女不同类型记忆的研究进行分析后，他们得出结论，孕期和产后某些特定类型的记忆会减退，比如自由回忆（回忆最近看过的作品或物品的能力）和工作记忆的某些方面（临时"记住"信息的能力）。他们还发现，需要注意力或努力学习才能获得的记忆也出现了减退。但无需焦虑，这并不是说你完全失去了记忆！研究者指出，记忆力减退的程度很微弱，这表明它并不会影响母亲完成工作或承担家庭角色。

2007 年以后，对于记忆和母性的进一步研究虽然样本有限，但对不同类型的记忆仍在进行，结论也参差不齐。例如，在一项纵向研究中，海伦·克里斯滕森和她的同事通过孕前和孕期记忆测试，试图了解某些短期或长期认知水平变化是否与怀孕和生育相关。[6] 这项研究对亨利和伦德尔的研究做了补充，结论是："不久之前，怀孕还是'闭门不出'的同义词，成为母亲意味着职业生涯的结束。我们的研究结果显示，母亲和其他任何人的智商没什么不同。"我完全同意！在后面的章节中，我会更多地谈到关于记忆与母亲话题中还需要更多研究的领域。但我现在就可以肯定地说：成为母亲后，我们的大脑并没有变成一团糨糊。

记得要做的事

当我读研究生的时候，在卡丽·卡特勒博士的指导下，我与人合作了一项关于另一种形式的记忆——孕期前瞻记忆的研究[7]。前瞻记忆是指记得在未来某一时刻要做某件事情，比如记得在妈妈生日时给她打电话。在这项研究中，我们请61位孕妇和24位非孕妇在实验室里完成客观和主观记忆测试，以及在家里完成前瞻记忆测试，例如给她们打电话确定本研究的预约时间。我们发现，孕妇被要求在家里进行记忆测试时表现不佳，但是被要求在实验室进行时就不会了。然而，她们都声称感到记忆力不如以前。对此，我们得出的结论是："研究结果意味着孕妇在日常生活中会遇到记忆问题，而这些问题在实验室环境下不易被发现。"这也是一个有待探索的课题。

第 4 章

如何解释"妈妈脑"？

现在，了解了早期的相关研究后，我们可以提出疑问，为什么当母亲后记忆会发生变化？原因可能有很多，但我们在这里只讨论最常见和最重要的原因，要注意的是，它们之间是互相关联的。一般说来，一旦谈到大脑，事情就会变复杂。因此，我将试着简单点解释它们，主要讨论五个大的方面：大脑、激素、睡眠、情绪和饮食。

大脑

谈到"妈妈脑"，就不能不谈到母亲大脑的变化。有趣的是，几乎没有人研究过"妈妈脑"（记忆和母性）和大脑变化之间的关系。成为母亲后，为了照顾孩子，大脑会出现一系列神奇的重大变化，我们在本书第二部分中会讲到这方面内容。但如果这里只谈论"妈妈脑"，那么母亲的大脑会"变成糨糊"或母亲用自己的脑细胞来交换孩子的想法是真的吗？

2002 年，当我开始对这一研究领域感兴趣的时候，还只有一项关于孕期记忆力和大脑相关变化的研究，那是由我的博士论文导师、不列颠哥伦比亚大学的丽萨·加利亚教授对怀孕母鼠所做的研究[1]。值得一提的是，我们对于母性大脑的研究基本都来自这种实验室里的啮齿动物。老鼠有令人惊讶的母性行为，我们可以对它们的大脑进行对人脑无法开展的细致观察。对于人脑，我们只能研究大脑的体积或活动。

丽萨在对怀孕母鼠进行空间记忆测试时发现，记忆力会随着怀孕时间（持续 3 周）的推移而减退。在检查大脑中与空间记忆功能最为相关的区域——海马体（可能也是我最喜欢的大脑区域）时，她发现这个区域的体积也减小了。这是孕期记忆与大脑功能的第一个直接关联。

现在，我敢肯定你们会说："你们看，为了迎接孩子的降生，孕妇的大脑萎缩了。"但别这么快下结论！还发生了更多你们想不到的事情，特别是母亲对于孩子的照料与关爱。在丽萨和她同事的这项研究之后，我对怀孕母鼠的研究显示，海马体中新生神经元数量的减少和产后记忆的提升相关。讲到这里，我猜你们已经晕了。但有一件事很清楚，记忆受影响及大脑发生改变的方式在产前和产后有所不同。如果你们想了解更多"妈妈脑"的演变和它的持续时间，请耐心点，下一章节中我会讲到。现在，让我们先集中讨论大脑在这一现象中的作用。

2017 年，一项研究关注了怀孕如何改变女性大脑[2]。我相信你们都听说过这项研究，由于成果瞩目，所以它的国际知名度很高[3]。该研究是由马德里大学的艾尔斯琳·霍克泽玛博士和苏珊娜·卡莫纳博士主导的。她们发现，从怀孕之前一直到产后几周，大脑中与社会行为相关的区域体积都在缩小。我猜这个研究发表后，很多女性会松一口气："你看，我早就说过，我的大脑萎缩了！这就是问题所在。"我最近在我的播客《再访妈妈脑》中和艾尔斯琳讨论了这个问题，也谈到了这对"妈妈脑"意味着什么[4]。她提及了自己的研究数据。艾尔斯琳注意到，即使大脑中与社会行为甚至记忆相关的许多重要区域（例如海马体）在产后都变小了，研究也并未发现母亲和未生育女性记忆水平的不同。此外，在这个记忆测试中，大脑区域体积的减小与记忆功能并不相关。更为有趣的是，研究人员发现，这些大脑区域体积越小，母亲感觉越爱自己的孩子。这很神奇，不是吗？"小了更好"，或者至少说，对于"妈妈脑"来说，产后海马体的体积大小并未影响到本研究中的记忆，即言语记忆和工作记忆。另外，我还可以告诉你们，艾尔斯琳和许多母亲一样也被"妈妈脑"所困扰，特别是在言语记忆方面。我们当时都笑了，她对我说，当母亲是一件了不起的事，即使被记忆障碍所折磨，也依然值得。

墨西哥瓜达拉哈拉大学的一项研究用脑电图（EEG）检查了孕妇与记忆相关的脑部活动[5]。这项技术通过固定在头皮不同部位的电极来测量大脑皮质的电子活动。这个设备让脑细胞通过电子脉冲进行不间断的交流，并显示出大脑对刺激（比如说图片）做出的反应。研究显示，怀孕对视觉空间记忆的影响极小。然而，在大脑执行记忆任务时，孕妇前额叶皮质和顶叶皮质之间的脑电图活动却呈现出特别的活动模式（非孕妇没有）。研究者猜想，孕期建立的"适应性机制"使得孕妇可以把注意力集中在记忆任务上。看来，这一结论似乎对于怀孕时的大脑变化和记忆表现是有利的，但对于母亲大脑在怀孕和生育期出现了怎样的记忆变化，我们的探索仍处于初级阶段。

激素

啊，激素……我们总喜欢把诸多女性的困扰都归因于它，"妈妈脑"也不例外。让我们来看看科学对此的解释吧！我想大家已经知道，孕期和产后激素会发生变化，但还是先做一个简单的回顾。类固醇激素，其中最知名的是雌二醇和黄体酮，在怀孕期间会增加 100 倍。这些激素的增加主要是为了胎盘的生长，是为了继续怀孕所需。怀孕后期，为了帮助母亲宫缩和分娩，皮质醇（也是一种类固醇激素）会正常增长。顺便提一句，还有许多神经递质、激素以及其他因子会在孕期发生变化，我将重点介绍变化最大的几种，以及它们如何与记忆相关。生育过程中会发生很多事情，我们讲的只是其中最小的部分。生完孩子后，类固醇激素大幅下降，肽类激素、催产素和催乳素显著增加，尤其是哺乳期母亲（但除哺乳外，这两种激素也在其他方面发挥着重要作用）。

这些激素，尤其是类固醇激素在女性生活的其他阶段也对记忆功能发挥着作用。比如雌二醇可以保护言语记忆和工作记忆，对经期女性和绝经女性的研究证实了这一点。由此推断，雌二醇可能是"妈妈脑"的一个重要因素。但是，研究并未发现母亲的记忆与这种或其他激素的浓度变化有明确的关系。约翰·布克沃特博士和他的同事在 20 世纪 90 年代末进行的一项研究显示，虽然孕妇出现了记忆减退，特别是在言语记忆方面，但是没有发现任何激素水平的变化与这些记忆变化系统性相关，这些激素包括雌二醇、黄体酮、皮质醇、睾酮和脱氢表雄酮（DHEA，一种类固醇激素的前体）[6]。

激素和记忆之间的关系通常不是线性的，而是呈倒"U"型：换句话说，过高或过低的激素水平都是有害的，只有中间水平才可能是好的。麦吉尔大学的芭芭拉·舍温教授和她的同事发现，孕期和产后初期，皮质醇水平与言语记忆呈倒"U"型相关，因此适量的皮质醇水平有助于记忆[7]。他们还发现，孕期的催乳素水平与记忆唤醒也有关系，这意味着类固醇激素并非唯一相关的激素。除了记忆本身，他们还研究了和记忆有关的其他方面，如注意力，并且发现产后较低的雌二醇和皮质醇水平有助于提高注意力。但是，对于前瞻记忆等其他类型记忆的研究则并未发现其与孕期皮质醇水平相关。

动物研究更清晰地揭示了父母的记忆与激素之间的关系，特别是在皮质醇方面。凯莉·兰伯特教授最近对夜猴（也叫猫头鹰猴，因为这种猴子的大眼睛很像猫头鹰）进行的一项研究表明，猴妈妈和猴爸爸通过记忆觅食的能力更强，并与DHEA/ 皮质醇的水平正相关，这意味着激素与记忆力之间可能存在着联系。我在博士论文中也指出，皮质醇的增加和母亲的记忆水平相关，特别是在产后这个阶段，但是在这方面还需要做更多的研究 [8]。

还有一些研究表明，大脑中的催产素水平会影响产后记忆功能。贝内黛特·罗伊那教授的生育神经科学实验室在这方面做了一些研究，她研究了鼠妈妈的认知灵活性 [9]。认知灵活性是指思维活动迁移的能力。我想这是大多数母亲经常做的事情。她发现，鼠妈妈比没有孩子的母鼠的认知灵活性更高，也许这并不奇怪，但她还发现，催产素在前额叶皮质中的作用对于母亲同时完成多项任务的能力非常重要。

所有这些数据都表明，类固醇激素和肽类激素对孕期和产后各种类型的记忆都很重要。

讲到激素，我觉得还需要讲讲胎儿的性别对母亲的大脑产生影响这一观点。令人吃惊，不是吗？据我所知，只有一项人体研究探索了这种可能性，这个观点很有趣，因为我们知道胎儿的性别确实会对孕期的激素分泌产生影响。我在温哥华的不列颠哥伦比亚大学读书期间,温哥华的另外一所大学西蒙弗雷泽大学的一个研究团队发表了这项研究[10]。这项研究是在尼尔·沃特森教授实验室进行的,我有幸与他就这项研究及他参与的其他研究讨论过几次。(特别巧,我女儿收到过一份礼物,是温哥华一位插画师创作的一套书,尼尔的女儿正是其中一个主角。这套丛书名为《海莉和比克斯》,对孩子很有教育意义。)回到正题,尼尔·沃特森和他当时的学生克莱尔·万森发现,孕期(不知道胎儿性别)和产后初期,在实验室进行的工作记忆测试中生男孩的女性比生女孩的女性表现更好。总的记忆表现则与非孕妇并无不同。

看起来,似乎男性或女性胎儿分泌的激素确实会作用于记忆的变化。但是,研究者也指出,胎儿的激素(主要是男胎的睾酮)能够改变母亲记忆的论据有限。例如,这项研究揭示,胎龄大约 10 周时,在知道胎儿性别和男胎的睾酮分泌达到顶峰(妊娠 15~18 周)之前,母亲的记忆变化已经开始显现。研究人员猜测,胎儿性别对母亲记忆的影响可能归因于人绒毛膜促性腺激素(HCG)的水平。HCG 值在怀女孩时明显升高,这种差别最早从受孕 3 周开始,在怀孕初期表现明显。HCG 对于维持孕程十分重要,它很容易进入大脑并与重要脑区相互作用,影响记忆功能。

至于是否注意到孩子性别对记忆的影响则是另一回事了。就我自己而言,我有一个女儿和一个儿子,我不确定这是否有所不同。这让我想到，如果怀的是双胞胎或多胞胎会发生什么？对"妈妈脑"有什么影响？这又是一个有待探索的广阔领域！

总之，我们还是不太清楚激素对母亲的记忆所起的作用。有的激素似乎对孕期或产后某些类型的记忆很重要，但事实并不如我们想的那么明确。可以确定的是，母亲记忆的变化不只与激素有关，我们还需要继续研究……

睡眠

睡眠对"妈妈脑"的影响似乎是显而易见的。许多在生育过程中进行的记忆研究都考虑了这一因素，并通过问卷来评估参加者的睡眠习惯和睡眠体验。睡眠对孕期和产后记忆的影响，尽管看起来毫无疑问，但没有证据能表明，至少在实验室的测试中是这样。

关于这方面，有一项很有意思的研究。安妮特·斯温博士和她的同事比较了产后母亲和孩子不到 5 岁但已能睡整觉的非产后母亲的记忆水平[11]。参加者都接受了记忆力测试和注意力测试，结果显示，与孩子更大一些、能睡整夜的母亲相比，新手母亲（产后 3 周内）的睡眠会产生紊乱。但是，即使在产后初期睡眠紊乱，在记忆力和注意力测试中也并未发现两个组别（新手母亲和有经验的母亲）之间的不同。

需要指出的是，这项研究显示，新手母亲在记忆测试中的表现和测试前一晚的睡眠总量相关。而在孩子更大、睡整觉的另一组，相关性不是很明显。

睡眠对记忆的某些方面影响很大，至少在产后初期是这样。尽管如此，我常常惊异于被剥夺了睡眠的新手父母所能完成的事。我丈夫说过好几次他现在的缺觉问题比刚做爸爸时好多了。我想，这是由于父母们很快就意识到拥有更多的睡眠是一种不可企及的奢侈，于是让自己慢慢适应。不管怎样，我认为睡眠和"妈妈脑"之间有着比当前科学发现的还要密切的联系。对这一点需要进一步的研究！

情绪

最近的一些研究表明情绪可能和"妈妈脑"有关联，但同样没有确定的结论。耶鲁大学海伦娜·卢瑟福博士的团队最近进行了一项非常有趣的研究，观察母亲们看到婴儿哭泣时，记忆、情绪和反应之间的相互作用[12]。61 位母亲被邀请到实验室参加这项研究，她们在那里接受了工作记忆和情绪调节的测试。研究还观察了她们看到哭闹婴儿时的行为反应。请尽管放心，研究中并没有孩子遭受到心理创伤，研究人员使用的是一个拥有婴儿外观的模拟装置。该研究假设工作记忆的提升对于情绪管理很重要（这也是其他研究已经证明了的），所有这些因素都可能和母亲对孩子的反应方式相关。研究人员有一个很有趣的发现：工作记忆表现更佳的母亲，情绪调节更好，她们对于婴儿的哭泣反应更慢。这看起来有点反直觉，但事实上，我觉得这意味着工作记忆好，就更能调节情绪（一种积极的内在推论），在看到哭泣的婴儿时，也就不那么容易产生情绪反应（比如压力大时）。很明显，对于记忆、情绪和育儿之间的相互作用，我们还需要进行更深入、更细致的研究。

围产期记忆与情绪存在关联并不奇怪，但一般来说，当女性谈起这个话题时往往会沮丧，或者打趣自己的感受，她们并不是患了精神疾病。但是，如果出现了持续的、慢性的记忆减退，并伴有情绪变化（悲伤、焦虑、愤怒），你就需要和专家聊一聊了。在第 17 章中我会再次谈到母亲的情绪问题。

食物

"妈妈脑"和营养之间有关联吗？某种程度上的确存在着关联。但对于这一点，我们仍然需要更多的研究来证明。20世纪 80 年代有两项关于这个问题的小型研究，但目前还没有发现更多的研究。一项研究发现，额外补充铁元素的孕妇在注意力和短期记忆上的表现更好 [13]；另一个则发现，咖啡因摄取的减少和孕期记忆减退有关系（值得注意的是这项研究的对象只有 6 人）[14]。

一般来说，我们现在都知道食物会影响记忆。你们肯定看到过鱼油或 ω–3（omega–3）脂肪酸的广告，也知道它们可以改善记忆。大量的研究数据证实，食物中的某些营养元素可以提高记忆和注意力，这不是什么新知识。最近，不少研究开始关注肠道菌群和记忆之间的关系，这个研究方向很吸引人[15]，但我们还不知道营养物质或者肠道菌群对生育过程中的记忆水平到底有怎样的影响。这又是一个有待探索的领域。

在这一章中，我简要谈了几个可以解释母亲记忆变化的重要原因。当然，这些因素还需要被进一步研究，别的一些因素也可能发挥了作用。总体而言，造成孕期和产后记忆减退的机制还不清楚，所谓"减退"的确切本质也不明确。只能说，"妈妈脑"和多种因素相关，特别是在怀孕和生产过程中产生的大脑的变化、孕期和产后激素的复杂变化[16]、情绪的变化[17]，还有对于母亲的刻板印象[18]。如果自认当母亲后记性就不行了，那么你就会忘掉为此学会的所有非凡能力和你照顾孩子的宝贵记忆。

第 5 章

一日"妈妈脑"，终身"妈妈脑"？

"妈妈脑：这个做妈妈后啥都忘了的狼狈阶段，从你初次怀孕开始，到你死亡时结束。"网友 Macgyvering Mom 22 (@macgyveringmom22) 说。

"妈妈脑"真的会这样吗？我们会一直这样失去脑和记忆吗？让我们来看一下这方面的证据吧！通过上一章我们证实，孕期和产后初期确实存在记忆障碍。但是，对于记忆的变化我们所知道的仍然很少。饱受"妈妈脑"困扰的母亲们更想知道的不是"妈妈脑"是什么，而是它会持续多久！

从怀孕后什么时候开始？

首先，让我们从时间上来研究下，看看"妈妈脑"是从什么时候开始的。正如妊娠期按照每 3 个月来划分，产后则是处于持续变化中（尤其是第一年）一样，对"妈妈脑"的感受似乎也遵循着相同的发展轨迹。当然，这方面的研究很少去同步关注怀孕的三个阶段、产后和之后的不同。关于"妈妈脑"从孕期何时开始或者说什么时候最严重，孕妇和非孕妇的记忆力与执行功能（信息处理速度、言语能力、视觉空间能力）的表现有何不同，迪肯大学的萨沙·戴维斯[1]和她的同事[2]整理了关于孕期三个阶段的研究数据，并在 2018 年发表了元分析结果。他们发现，总的来说，如果考虑到所有因素，孕妇的认知功能低于非孕妇。他们还注意到，怀孕后期女性的认知功能、工作记忆和记忆唤醒都较非孕妇表现更差，尤其是怀孕最后 3 个月的女性。例如，他们发现，孕妇的执行功能与非孕妇相比有所减损，包括注意力、规划力、思维迁移能力（灵活性）、快速反应力和解决问题的能力等（但我必须指出，这些方面的研究数据很少）。总之，这项元分析数据显示，在记忆力和其他认知功能如注意力、认知迁移能力等方面，孕妇都比非孕妇要差，尤其是在怀孕的最后 3 个月。他们发现，记忆力下降始于头 3 个月的末期（至少在他们分析的几项研究中是这样）。

值得注意的是，虽然孕妇与非孕妇记忆表现有所不同，但这些区别通常是极小的。她们虽然会忘记理发师的预约，但工作能力或处理复杂任务的能力并不会显著下降。事实上，研究人员表示"这些变化对孕妇生活质量和日常运转的影响，还需要被进一步研究"[3]。

同样引人注目的是，在对实验室老鼠的研究中也发现了怀孕后期和产后初期的记忆减退。例如，我的博士论文指导老师丽萨·加利亚和她的同事在 2000 年发表了一项关于怀孕对母鼠记忆力影响的研究[4]。在实验中，老鼠需要通过空间内的一些指示（比如墙上的画）来想起浑浊水池中隐藏平台的位置。老鼠擅长游泳，但它们并不想无休止地游下去，在这个名为"莫里斯水迷宫"的任务中，它们要找到一个可以中途休息的平台。在老鼠知道平台位置后的几个小时，甚至第 2 天或者第 3 天，它们被再次放入池中，并被测试找到平台所花费的时间。这个测试涉及到空间记忆（对位置的记忆）。研究显示，虽然游泳的速度一样，怀孕后期（即第 3 周，因为母鼠的妊娠期一般为 3 周）的母鼠比没有怀孕的母鼠要花更多的时间来找到隐藏平台。就连母鼠怀孕，记忆力都会更差。

变化会持续多久？

如果说，"妈妈脑"一般始于怀孕前 3 个月的末期，在怀孕后期更严重，那生完孩子以后呢？产后阶段不像怀孕那样，按照每 3 个月来划分，而是随着孩子的成长在持续变化。我之前提到的产后初期记忆的细微变化在母鼠身上也有。例如，目前在波尔多大学工作的穆里尔·达尔诺德里教授曾于 2007 年发现刚生产完的母鼠出现了空间记忆减退[5]，和前面提到的丽萨·加利亚对怀孕母鼠的发现相似。这再次表明，女性和母鼠身上都被发现的这种孕期记忆变化意味着，当妈妈对哺乳动物的大脑有着类似的影响。

　　我认为真正的问题在于，这些变化在产后会持续多久？在深入研究文献之前，我想先（简短地）谈一下哺乳的问题：哺乳对母亲的大脑有影响吗？有人说，产后"妈妈脑"对应的说法是"哺乳脑"（对于哺乳期女性而言）。卢安·布里丹博士在《女性大脑》一书中写道："母乳喂养的一个缺点是可能会造成精神无法集中。虽然产后大脑稀里糊涂的状态相当常见，但母乳喂养可能导致这种状态增强和延长……大脑中负责集中注意力的部分都专于保护和追踪新生儿。"[6] 关于这项研究，我不确定是否有明确的共识，即母乳喂养和奶粉喂养对妈妈的记忆是否有不同的影响。我没有看到过这方面的数据。所以，要么问题不存在，要么还需要进一步的研究。

　　现在让我们来看看产后"妈妈脑"。20 世纪 90 年代，当很多这方面的研究开始时，其中一项通过小鼠实验革命性的研究发现，结论与人们的认知正好相反。该研究指出，母亲们记忆减退的情况并不存在，恰恰相反，成为母亲让女性变得更加聪明了。是的，你没看错！这项由已故的克雷格·金斯利教授主导的研究，于 1999 年发表在著名科学期刊《自然》上[7]。研究发现，有生育经验的母鼠（至少有过两胎）的工作记忆比从来没生过孩子的母鼠好。研究甚至还指出，母鼠在收养孩子几周以后，工作记忆也得到了改善。而且，这种改善在断奶几星期后更为明显。

还有一个有趣的点，克雷格在接受 Quartz 网站的采访时坦言，他的研究[8]是受观察产后不久的妻子所启发。"我发现我的妻子变得更加有效率，在照顾新生孩子的同时还能完成和以前一样的工作。于是我开始在实验室里检验这一观点，此时我就像发现了一座金矿。"我并不是说我们都能像克雷格的妻子一样，在生下第一个孩子后仍然那么有效率，但是他的研究开启了关于"妈妈脑"优点的方面的学术讨论。我和克雷格从来没有机会讨论过这段故事，但我曾经见过他几次，还和他合作写过一篇关于母性与海马体（大脑中有关学习和记忆的重要区域）的论文[9]。他是一位研究母性大脑的领先者，也是一位真正着迷于研究生育对女人影响的男性。他的热情鼓舞了在这个领域的很多人。

克雷格在 1999 年的这篇文章成了我博士论文研究的基础，在这篇论文中，我研究了成为母亲对于母鼠记忆的影响，以及这些变化如何与母亲海马体中的变化相关。我对于记忆的研究是为了回答这个问题：与不是母亲的母鼠相比，初产的母鼠在断奶后的记忆改善是否好于二次怀孕的母鼠？

同时，我还研究了这些记忆影响是否只与怀孕有关，或者更广义上说，母性的体验（通过收养）都会这样。为此，我使用了和上面提到的"莫里斯水迷宫"不一样的记忆测试——"八臂迷宫"。这种迷宫的形状像一个太阳，8 条臂从中央部位放射出来。其中 4 条臂的末端放有食物，老鼠需要通过指示

（墙上的彩色形状和图案）来记住哪些臂上有食物，而哪些没有。我们准备了谷物块（Froot Loops 品牌）作为早餐，老鼠很喜欢这种甜点，这足够吸引它们行动。

从 2006 年发表的这项研究成果中，我开始发现，第一次当母亲的母鼠记忆力更好[10]。我还发现，第二次当母亲的母鼠（即使年龄相同）记忆力比不是母亲的母鼠好，但没有初产母鼠好。这很好地说明了"第一次"有其特殊之处。我的研究还发现，新手鼠妈妈空间记忆力的提高至少会持续到产后 2 个月（这相当久了），而且似乎是怀孕和生育在共同起作用，而不是各自发生作用。这两者的共同作用很重要。我还要指出，产后母鼠的记忆力的提高是在不需要哺乳或照顾幼崽之后观察到的，这可能也是一个需要参考的基本因素。

长期来看呢？

现在需要确认的是，产后末期的母鼠或孩子断奶后的人类母亲（孩子大约在上幼儿园）的记忆是否也会改善，这是为了确定产后多久"妈妈脑"才会得到改善，或更进一步找出产后头些年和更久之后有哪些认知能力获得了提升。1999 年的一项研究发现[11]，产后 2 个月，新手母亲的认知能力比怀孕后期有所提高。这个团队在另一项小型研究中还发现[12]，产后 2 年，母亲的认知能力高于怀孕后期和产后初期。这些研究结果意味着当妈妈对于记忆力可能起到了积极的作用。

最近，印第安纳州普渡大学的瓦莱莉·米勒博士对母亲们在产后几年的注意力进行了研究。注意力是记忆的重要组成部分，良好的注意力自然和良好的记忆力相关。她于 2020 年发表的研究[13]没有评估记忆力，但是瓦莱莉在实验室测试中发现，产后（大概 3 年半以后），不再哺乳的女性更能控制自己的注意力。在我的播客《再访妈妈脑》[14]节目中，瓦莱莉是这样解释的："妈妈们更能无视需要无视的事情以便集中注意力。"在我看来这无比正确：作为母亲，当我们需要全神贯注时，我们就能做到。

产后几年内，注意力提高了，但记忆力也是吗？毫不意外，有关生育对记忆力的持续作用的最早一批研究还是在老鼠身上进行的。这方面又是克雷格·金斯利教授走在了前面，他发现[15]，年老后（鼠龄 2 岁。SD 大鼠[16]的平均寿命是 3 年），当过妈妈的母鼠在记忆测试中表现更好。其他的老鼠实验也得到了同样的结果，鼠妈妈的记忆力以及切换任务的能力都更好（罗伊那[17]、勒梅尔及其同事[18]对于记忆弹性的研究）。

那么人类呢？当妈妈带来的记忆改善也会随着年龄增长而持续吗？最近的一些研究似乎给出了肯定的答案。南加利福尼亚大学的凯达·宁博士和她的同事研究了母亲和父亲的视觉记忆（虽然推测怀孕可能会改变视觉敏锐度，但对于视觉记忆与生育相关性的研究不多）[19]。据研究人员报告，在 50 岁的人群中,生孩子越早的父母,视觉记忆较之没有当过父母的人更好。他们进一步指出,有 2~3 个孩子的父母在视觉记忆测试中的得分比没有孩子的成年人高。该研究意味着,影响视觉记忆变化的是为人父母的状态而不是怀孕这个物理过程。对于养育孩子为什么会改善记忆,研究人员给出了这样的解释:"孩子的诞生会带来生活中的一系列重大变化,直接或间接提高大脑的健康水平。首先,有了孩子意味着更健康的生活方式,比如说喝酒、抽烟变少和吃饭更加规律。其次,孩子可以成为父母参与更多社交活动的桥梁,这会提高认知功能。再次,成年子女可以为父母带来情感和社会支持及功能性支持,比如买东西和做家务。"研究人员也承认,对于父母角色、环境和视觉记忆改善之间的关系,还需要更多的研究。

甚至到了 70 岁,母亲这一角色仍对记忆力发挥着积极作用。在最近的一项研究[20]中,澳大利亚莫纳什大学的温妮·奥查德博士和她的同事发现,平均年龄为 70 岁的母亲们的言语记忆比没有孩子的同龄人好,并且孩子越多,记忆力越好。你们不大相信?但这的确是真的。不过在 70 岁的父亲的身上则没有同样的发现。这可能是由生活方式和文化因素导致的。我必须承认,我有点嫉妒我一个有 7 个孩子的女性朋友。显然,她看起来老了以后没有记忆力下降的风险!

总结一下,"妈妈脑"什么时候最明显,我们当妈妈后多久才会变聪明?科学研究显示,"妈妈脑"在怀孕后期和产后初期达到顶峰，而且在生二胎的时候还可能再次经历。作为两个孩子的母亲的我，回忆起自己什么时候最"妈妈脑"，我想大概是第一次怀孕4~6个月的时候。产后状况稍稍稳定，但在我两个孩子都不到2岁的时候又更严重了。我生完老二已经7年了，还是总觉得言语记忆减退，但我不知道这是孩子还是生活导致的。不管怎样，我的"妈妈脑"值得，我不会为了任何事情改变它。

第 6 章

对"妈妈脑"的正面新定义！

几年前，我在《今日父母》杂志上读到一篇题为《"妈妈脑"纯属胡扯，当妈妈让你更聪明[1]》的文章。"妈妈脑"是胡扯？这是怎么回事？当然，对于"妈妈脑"我们所知不多，但是如果 80% 的女性都表示自己在怀孕时记性不好，我觉得说"妈妈脑"是胡扯是很令人震惊的，尤其是当考虑到科研数据时，即使这方面的数据不太多。告诉人们他们的感受并不存在是在让他们闭嘴，也是剥夺他们表达忧虑的话语权。我把这些告诉了该篇文章的作者，并把几个关于孕期和产后初期人类和动物记忆发生变化的研究数据发给了他。尽管这些变化不算大，但确实存在。我们通过电子邮件进行了几次激烈的辩论，可惜并没什么结果。

如果问我当妈妈会让我们变得更加聪明吗？当然可以！你终生都在学习照顾孩子，这可是一个牵涉到各种记忆类型和一系列认知与情感变化的庞大任务。生育过程并非让所有记忆都受到负面的影响。比如，我最喜欢的一个研究[2]显示，仅仅与新生儿相处几小时后，父母就能通过触碰孩子的手背，在 3 个婴儿中认出自己的孩子。想想这有多不可思议！（去吧，下次你和朋友以及他们的孩子在一起时可以试一下，告诉我结果如何……）可惜的是，我们总是把注意力放在记忆减退上，却不谈母亲大脑所完成的惊人之举。

无意识的偏见

我已经谈过了相关的科学研究。总而言之，记忆问题在怀孕后期和产后的确存在，尤其是某些记忆类型，比如寻找词汇进行表达或者记起几分钟、几小时前要做的事。但这是严重到影响日常生活的重大记忆问题吗？并不是。如果孕妇真的有记忆障碍，我敢打赌报纸上将充斥着这样的标题——"某孕妇在超市迷路，不知道自己在哪里"或者"怀孕女医生多次开错药方"。想想这有多恐怖！让我们看看好的方面：有多少孕妇或刚生产完的女性仍在坚持工作？毫无疑问，她们中大部分都是。

那么，为什么越来越多的人在谈论"妈妈脑"呢？几百年来，女性都被视为"弱势性别"，一种不够聪明的性别。直到今日，这种歧视依然以各种各样的方式明目张胆地存在着。2017 年 3 月，波兰议员雅努什·科尔温 - 米克在一次关于男女薪酬差异的议会辩论中声称"女人赚得就该比男人少，因为她们更柔弱、矮小、愚蠢"。最糟糕的是，这种歧视并非个例。如今，越来越多的研究揭示了这些无意识的偏见是如何影响我们的社会的。比如，面对同样学习数学的男孩和女孩，教师的态度就不一样。性别偏见无处不在，这些主题在其他书中有充分的阐述，但我只想在这里强调，性别歧视是一个大问题。如果我们女人总被认为不如男人聪明，可能就会对自己的记忆问题更加敏感。这只是问题的一个方面，而一个大问题总是多方面的。

既然谈到了社会压力，就来说说文化吧！文化是否对"妈妈脑"有影响？这一现象只在西方文化中出现吗？关于这方面的研究仍不多见。其中一项对生活在尼日利亚西北部卡诺市的孕妇进行的研究[3]显示，88.3% 的孕妇表现出轻微的认知功能减退。我们不知道具体是哪种记忆或认知功能出现了减退，但这篇文章表明这种现象普遍存在，与地区或者说文化无关。

检视这些研究，我们还发现，对于"妈妈脑"的科学研究分散且多种多样。总的来说，根据我之前提到的元分析，母亲们的某些记忆类型确实出现了变化，但还需要对生育阶段的记忆进行更可靠的研究，我是指将研究对象扩大到数百人，并且把孕前、孕期和产后都纳入研究范围。这就是我们说的"纵向研究"，是观察不同阶段之间真正差异的最好方法。我们还需要针对不同类型的记忆和记忆的重要组成部分（注意力、信息处理速度等）开展更缜密、更系统的研究。记忆是很复杂的，从母亲们所说的情况来看，工作记忆和言语记忆受影响最大。而想要更好地理解这一现象，我们就必须清楚问题到底出在哪里，以及"脑雾"到底盖住了什么。

最后，不要忘记，在实验室和在家里的测试结果可能差别很大。请回想一下我和卡丽·卡特勒博士对前瞻记忆的研究。我们发现在实验室里，孕妇和非孕妇的测试结果一样好，但是在家里（需要打电话给实验室确定上门时间），她们的表现就没那么好了。正如我在上一章所言，更为明显的记忆变化很可能是环境导致的，比如家里存在条件限制和日常压力。孕妇们在实验室里可以集中精力完成任务，但在家里就不一定了。这种精神负担对脑雾和记忆功能有着很大的影响。

记忆和筑巢

如果当妈妈后的记忆减退确实存在，而且我相信在某种程度上这种情况确实存在（但也不要忘记，她们的大脑同样完成了很多惊人之举！），那么这一定是有原因的。从纯演化角度上看，有观点认为，在怀孕后期体重增加、行动不便时，最好待在家里。这导致我们较少用到空间记忆或者说移动记忆。这正是动物实验中，在怀孕后期和产后初期观察到的常受到影响的记忆。举例说明，根据"生育和照料假说[4]"，雌性在某些空间任务上表现较差可能是一种适应性功能：可以减少离巢距离, 提高繁殖成功率[5]。提到筑巢, 我们一般会想到鸟类。但是, 鸟类并不是唯一会筑巢的动物。加拿大麦克马斯特大学的安德森及其同事最近的研究[6]发现, 孕妇也有和其他动物类似的"筑巢"行为, 比如在家中准备宝宝的空间或改变社交环境以限制分娩时的到场人数。这种行为在产后头几天或头几个星期也会有。

　　值得注意的是, 待在家附近, 从而改变了场所记忆的能力(我在上一章中讲过), 这种情况母鼠也有。你们见到过怀孕的老鼠吗? 它们有时十分巨大! 我实验室的老鼠平均一胎怀 12 只, 我还见过一胎 26 只的! 假设想象自己是一只怀孕的母鼠: 你显然更愿意待在鼠窝和藏好的食物附近, 避免去翻找垃圾桶。所以对母鼠来说, 当生活被照顾这些小生命占据(一天中大部分时间都在舔舐小鼠、哺乳和保持小鼠的体温)时, 自己的空间记忆力在怀孕后期和产后下降也是情理之中的事。小家伙们长大一点后, 你就可以多走动了, 但你需要行动迅速, 找到食物后立刻回来以保护与照顾它们。想要更快地找到食物就需要有好的记忆力, 这种我们在母鼠身上观察到的现象会从生产大概 2 周后一直持续到断奶。断奶后空间记忆的提升在头胎母鼠身上更加明显, 这可能也使得它们能够更快找到新的伴侣。但事实上, 我们不知道老鼠到底是怎么想的……

重回基本点

还有一个原因可以用来解释生育带来的健忘：事实上，我们不关注或者说不记得某些事情，是因为这些"东西"与其他事相比不那么重要。几十年前，著名的发展心理学家唐纳德·温尼科特经常谈到"足够好"的父母，他可能是谈论父母关注点转变的第一人。他将其所说的"母亲的首要关注"（现在我们一般称为"养育的首要关注"），定义为"母亲在产后立即出现的，只关心孩子而忽略其他一切的状况"[7]。我不知道这是不是真的，是否真的忽略了其他一切，但作为父母，注意力都在孩子身上是有意义的。

作为母亲（和父亲），我们大脑的关注点都在照顾孩子和与孩子建立联结上。这也是我们绝大部分精力所在。也许是我们的大脑启动了"妈妈脑"模式来帮助我们集中精力在应该关注的事物上，也就是我们的孩子身上。事实上，布丽吉特·卡拉汉教授和她的同事最近的一项研究[8]表明，与非孕妇相比，孕妇能更好记住与孩子相关的事情，并且对一般事物的长期记忆也更好。我想这是重新定义"妈妈脑"的关键。

"妈妈脑"一词应该是指我们的大脑为了保障孩子的生存，准备做的与正在做的惊人之事。我认为克莱芒蒂娜·萨尔拉（Ins 账号 @ lamatrescence）在她最近的一条帖子中总结得很好："我的大脑明显回到了与宝宝相连的阶段，忘记了一切。"

我认为 "妈妈脑" 也是让我们身为父母需要先照顾好自己的动力。如果把我们的大脑当作为了让它能够完成所有工作，而要维护并供给养料的对象，可能我们就更能接受脑雾和健忘问题了，我们会意识到它正在以这样的方式提醒我们放慢节奏，休憩片刻并寻求支持。

真正的 "妈妈脑" 是一种超能力，我希望我们都能开始这样想。这正是使我们成为父母的力量。

第二部分：

当大脑为生孩子做准备

第 7 章

确实存在"女性大脑"吗？

在讨论妈妈的大脑到底发生了什么变化之前，我认为有必要讲清楚有关于大脑的一些神经科学研究。

持续性改变

我们的大脑一生中都在发生变化，我想这一点无可争议，因为这实在不是什么新鲜事：毕竟活到老，学到老。"学习"就意味着我们的大脑在改变。大脑最大的变化当然是发生在幼年成长发育期以及童年，到了青少年时期，这种重组也不会立刻停止，大脑的内部连接从来都不会定型，也不是不可改变的。随着年龄增长，成年人的大脑结构和功能也在持续改变，这种变化与个体的生物学特征、环境以及经历相关。本书中，我谈论的是成为父母这件事为大脑带来的变化，我认为这是成年后大脑"可塑性"最强、改变最大的阶段，特别是对于直接负责照顾和教育孩子的父母来说。

相似但不相同

记得在求学时期，我的论文导师跟我提过大脑的性别差异，她给我看了有趣的男性和女性大脑对比图。

图像显示，"男性大脑"的很大一部分区域和性有关，"女性大脑"的这部分区域则没有那么发达，其突出体现是在对承诺的需求和购物的区域上。如你们所想，这些图很好玩，很符合大家的刻板印象，但这与科学向我们展示的毫不相干。

实际上，并不存在"男性大脑"和"女性大脑"之分，大脑也并无性别二态性。这里的"二态性"是指某类特定人群（比如女性）的某一特征在另一类人群（比如男性）中完全不存在或完全相反。举一个二态性的鲜明例子，人类男性和女性的生殖器官近乎 100% 不同，更大范围来说，几乎所有哺乳动物都是。人类中，雌雄同体的现象罕见。而在动物中，就我所知，雌性鬣狗是唯一没有二态性器官的动物，它们有阴茎，而且可以通过阴茎分娩。哎呦呦！

再回到大脑上，大脑并无男女之分。不管是谁，哪怕是最顶尖的神经科学家，也无法定义一个大脑的性别。但是，大脑的某些区域确实有男女差异（略微大一点，活跃一点，神经元多一点），可这并不是二态性意义上的。

约翰·皮内尔教授的《生物心理学》[1] 一书是我读大学时

出版的,为了本书的写作,我又把它翻了出来,他在书中写
道:"男女的大脑相似但不相同。"这是我几年前得知的事实情
况。我希望你们也了解这个情况,但我猜你们都听说过两性
大脑的显著差别是天生的睾酮水平不同导致的。直到本世纪
初,人们依然对"男性大脑"和"女性大脑"的特定存在深信
不疑,这种教条式的观点认为二者的区别取决于天然的睾酮含
量差异以及从青春期到成年的不同激素的促进作用。现在我们
知道了,实际情况比这复杂得多。我再重复一遍:即使我们仔
细分析一个大脑,也无法断定这是一个男人还是一个女人的大
脑。而另一方面,一项基于大量两性大脑的分析(这同样适用
于许多脊椎动物)表明,平均而言,确实存在某种性别的某些
脑区相对更发达、更活跃或连接不同的情况。举个具体的例
子,有的神经系统疾病(如阿尔茨海默病)更容易发生在女性
身上,而有的(如孤独症)则在男性中更常见,但这并不是
说,你是女性就会得阿尔茨海默病,你是男性就不会受影响。

最大的不同之处

我和我的丈夫蒂埃里·沙利耶教授讨论过不同性别的大脑
到底有多大不同。他的博士论文《关于类固醇对大脑和性行
为的作用方式》导师雅克·巴尔萨泽教授最近写了一本书,名
为《当大脑男性化》(*Quand le cerveau devient masculin*) [2]。蒂

埃里向我解释说，部分哺乳动物雄性和雌性之间同一细胞群的差异最大可达 30%，人类也是如此（在极少数情况下，比如斑胸草雀等鸣禽，雄性会歌唱，雌性则完全不会，雄性的某些脑区明显发育，而雌性则几乎完全缺失，但这仍然只是个例）。

至于具体到人类，有关两性大脑差异的研究不多，其中大部分数据又都来自显示脑区大小和血流的图像，血流是评估脑区活跃度的一个容易测量的指标。比起动物研究的详尽数据，人类的这些指标都相对粗略。因此，对于人类大脑中激素或神经递质的情况，我们所知甚少，这也阻碍了我们进一步在人类身上研究已经在非人灵长目及其他动物身上所观察到的更细微的性别差异。但已有的研究仍然揭示了男女大脑结构和功能存在许多差异。只是差异，但并不是二态性！

男女之间的这些不同，部分是由于胚胎发育期、出生时和青春期后睾酮含量的不同，但这不是唯一的因素[3]。大脑和行为的性别差异受多种生物学机制的影响。简而言之，男性、女性或 LGBTQ+[4] 人群的大脑在很多方面都是相似的，但还是有不同之处[5]。如今的问题是要回答，在同一个体身上，为何有的脑区具备偏男性的特征，而其他脑区却没有这种性别偏向。所以并不是男女之间大脑不同，而是一个人的某些脑区相比不同性别的另一人更发达。从人口总量的角度来说，我们可以说男性群体某一脑区（如某些终纹床核神经元），或女性群体的某一脑区（如某些脑底部的神经元）更为发达。

更有意思的是,人类还自我赋予了社会性别,这是生物性别以外的定义。为此,有些研究人员提出,人类大脑就像马赛克,也就是说比起混合体,它更像是拼接体[6]。总的来说,我觉得这种观点合乎逻辑,因为对大脑性别差异的研究结果与此相符。两性的大脑差异非常小,但不等于大脑没有性别间的差异。这些差异很细微,有生物学上的不同,也受到我们生命历程中不断变化的文化、历史和环境的影响。所有这些都对行为产生了很大的影响。

本书中,我可能会说到女性或母性大脑,男性或父性大脑,我指的是大脑的某些部分稍稍更"男性"化或稍稍更"女性"化,而不是特定区分男性大脑和女性大脑。

科学的性别歧视

除了"男性大脑"和"女性大脑"的概念以外,长久以来,科学一直存在着性别歧视。当然,我们很多人都了解性别在神经科学、生物医学和医学研究中的重要性,但还是有很多研究人员没有认识到这种重要性。时至今日,绝大多数神经科学研究都是以男性为对象的,原因有很多,其中之一便是女性月经周期激素的变化会让情况变复杂。我从很多科研人员那里都听到过这个借口,无论男女。我知道,这很令人震撼。

现在,这种情况已经开始改变。最近,我和我的希腊同事，还有我的丈夫一起发表了一篇有关性别差异的神经科学和神经药理学文章[7]，文章提出："欧洲以及全世界的神经科学研究应更多关注性别差异和女性健康。"考虑到我们对于性别特征、性别认同和大脑之间关系的无知程度，这个措辞还是委婉了。

为了让本章节能有一个积极的结尾，让我们来看看最近的改变。2015年，一些卫生组织（美国国立卫生研究院[8]、加拿大卫生研究院、加拿大自然科学与工程研究委员会）提出的战略和欧盟的"地平线2020"计划（2016）强调，要把男性和女性都纳入财政支持的科研项目对象，以更好了解性别特性如何影响健康与疾病。这一步迈对了方向。我在此要再次强调，研究生育和为人父母对大脑的影响很重要。

回到养育脑的话题上来。妈妈和爸爸的大脑之间真的存在性别差异吗？是也不是。很大程度上是跟与孩子的相处有关，但父母之间（如果是双亲家庭）的关系以及一系列环境因素、生物因素也会导致不同。我们都是复杂的生物。

第 8 章

母爱的神话

我不想对你们撒谎，我就是那种瞬间爱上自己刚出生的孩子的妈妈。我女儿出生那天，我在自己的脸书主页上写道："这是最可爱的宝宝！这绝对是我们生命中最美好的一天！"现在我依然这么觉得。我创造了一个生命，连我自己都对此深受震动。我甚至还造了两个！

但为什么我会爱上她呢？我想是因为我当时处于对的时间、对的地点，我的大脑准备好要开始工作了。我很幸运。生第二个孩子时我的感受同样强烈。但并不是所有人都会这样。每个人情况都不一样，我们为人父母的过程也各不相同。

这是本能吗？

对于著名的"母性本能"理论，按照这一观点，当你有了孩子就自然知道要怎么做。但事实上，你并不知道。母性大脑研究领域带头人艾莉森·弗莱明教授解释得很好[1]，"这并不是出于母亲的本能……只是有关经验和互动的问题""有不同的方式可以达到同样的效果"。确实如此，当妈妈的方式多种多样。

不是说孩子一出生，就有一个开关自动打开，你就知道要如何做。这是一个不断尝试、不断犯错的过程。但是，我认为愿意生孩子的妈妈通常都更有"动机"，更有照顾孩子的需求，只要孩子在那里，激素会让她们的大脑迅速学会应对和照顾宝宝。其实，所有人都可以成为养育者，并不是只有母亲可以。

什么是母爱？

想到母性，我们就会想到爱——通常是对孩子无条件的爱。生物学上"爱"自己的孩子很合理，但这对大脑来说意味着什么？

根据拉鲁斯词典[2]，爱是"一个人出于某种乐趣或为求满足，对某类事物表现出的强烈的兴趣和关注"，或是"家庭成员之间的依恋或亲切感"。提及我们的孩子，我们通常都会谈到这个。一般来说，我们是爱孩子的。而单就"爱"这个主题的的确确可以另外写一本书了。

大家都知道，母爱常被理想化。但是，如果你们读过伊丽莎白·巴丹德的《母爱的神话》（*L'Amour en plus*）[3]一书，就会意识到，有些时候并非因为你是母亲，你就会爱你的孩子。这或许是由于事实上我们每个人都不一样，做出的选择（尤其是照看孩子方面）也不一样。这也是因为自古以来"母爱"就受到社会和文化的影响，内部和外部因素共同影响着我们的自我认同和做妈妈的方式。

赫迪博士在我第 2 章提到的《母性》一书中指出，在靠狩猎和采集为生的传统社会和更现代的社会中，母亲都有一系列的"母性行为"。因此"天然的母子关系"范围很大，包括从拒绝孩子到深爱孩子。但是，有一点很重要，那就是和孩子的互动。和孩子在一起的经历很重要。（我会在本书中重复一百万次！）

爱的大脑

我们知道有的脑区会被"爱"激活。这些研究主要是针对爱情，但有一项研究[4]试图识别和比较爱情／友情和母爱这两种爱所涉及的脑区。

这项研究的前提之一是爱情／友情和母爱有一个共同的演化目标，即维持与延续物种。这两种"爱"或者说"依恋"（文章中这两个词一直混用）是建立在与另一人的关系上的，这意味着和这个人在一起能带来满足。我们也知道，有些关键的激素，主要是催产素，在这种关系中发挥着重要作用。所以和我们爱的人在一起的时候，相同的大脑区域理应被这些激素激活。

本次的研究对象是 20 位母亲。研究人员请她们提供一张自己孩子的照片、一张认识时间差不多的同龄小孩的照片、一张自己最好朋友的照片和一张认识的另一人的照片。我觉得如果再提供一张她们的伴侣或丈夫的照片会更有意义，但可能为人父母的烦恼也消磨了他们对伴侣的爱吧。

这些母亲看不同照片的时候，fMRI（功能性磁共振成像）会收集大脑活动的神经成像数据。然后，研究人员请母亲们评估她们对看到的每个人的感情深浅。所得结果和同一个实验室的一项关于爱情对不同脑区激活程度影响的研究做了对比[5]。根据这项对妈妈们的研究和之前的研究，研究人员发现：

1. 爱情 / 友情和母爱都涉及到大脑中的一系列重叠区，每种类型的爱也各自涉及其特定的脑区。

2. 激活的脑区属于奖励系统，包含有大量催产素和后叶加压素受体，这意味着在动物身上观察到的神经激素对这些强烈情感的控制现象在人类身上也成立。

3. 这两种爱抑制了与负面情绪、"心智化"和社会判断相关的脑区的活动。

研究者总结，爱的过程是一种"推拉"机制，激活与奖励相关的大脑网络，同时抑制与负面情绪相关的大脑网络，这种机制解释了"爱有鼓舞人心的力量"。对于这项研究结果我不再过多阐释，我们只要知道这个有趣的概念，即爱在大脑中占有一席之地。

养育的神经元网络

当我们谈到养育和大脑，一般不是指笼统的"爱"，而可能是"爱"的组成部分：包括动机、共情、奖励等。如果你有孩子的话，想想你的孩子：照顾自己的孩子比照顾别人的孩子更让你有动力，不是吗？你可能还会觉得自己的孩子是全世界最可爱的（带来满足感的标志），对吗？我正是这样。在我的孩子们还是婴儿的时候，我觉得他们是前所未有最可爱的存在。这就是爱的表现。

谈到对母性大脑的研究（由于母亲、父亲和其他养育者大脑之间的相似性，更通用的叫法是"养育脑的研究"），我们经常会谈到养育的大脑网络，这个网络是由一定数量互相连通的脑区构成的，这些脑区通过反复试验、学习来共同协作对孩子的反应。

养育脑的研究主要围绕母亲的大脑，而且大部分都是在动物身上进行的（如前所述），但对人类的研究往往与动物研究相似，并有所延伸。

人类养育脑研究带头人露丝·费尔德曼教授在她 2015 年发表的一篇文章[6]中很好地总结了这"一整个"神经元网络的构成部分。为人父母后，大脑的变化主要发生在皮质下大脑回路中，其他哺乳动物也有这个回路，包括下丘脑、杏仁核、腹侧被盖区、伏隔核和腹侧苍白球等区域。这些脑区在焦虑、动机、奖励等方面发挥着作用。我们在大脑皮质回路中也观察到一些变化，这部分则关系着共情、心智化或理解他人需求的能力以及情绪调节等对养育者来说更复杂且重要的精神功能[7]。费尔德曼教授在她发表的期刊上强调了人类的重要不同之处：养育神经网络将一定数量的皮质下脑结构与多重岛叶－扣带回和前颞顶叶网络相连。换句话说，人类的养育脑包含更多的大脑皮质区，这可能是因为我们的大脑皮质更为发达，能做出更复杂的行为。

主系统

我们仔细想一下，养育脑可以看作一个主系统。为了照顾好孩子，维持孩子的生命，它使用自身的大脑网络来对一系列复杂行为进行裁定。换句话说，你成了洞察力惊人的专家，一位无微不至的妈妈。

有人提出母性大脑是建立在依恋这个基础之上的。我在我的播客《再访妈妈脑》[8]中，和埃默里大学的拉里·杨教授讨论过他对催产素和情感关系的革命性研究。他表示，"共情能力的演化源头来自于母性大脑"。想象一下吧。共情是我们与他人建立联系的关键因素，而母亲的大脑正是共情的根源。这个观点多么有力！

天性与环境

怀孕、生产和产后的激素变化等生理反应可能对激活养育脑起到了作用。可能这些激素对于亲生母亲的大脑网络影响更快，但对于非亲生母亲的大脑也起到了作用（见第 110 页）。

除了生理因素，我们还要记住我们的大脑具有不可思议的可塑性，同时受到内部和外部信号的影响。因此，如何当妈妈或"为人父母"同时取决于我们的生物学特点和环境。怀孕和分娩的确会导致大脑的一系列重大变化，但如果观察养育脑的发展，你就会发现环境因素（比如压力）的重要性。我猜测，文化、宗教和性别也各自发挥着作用。先天和后天总是互相影响的。

"母爱"的重要性

如果你问我，作为孩子，我如何知道妈妈爱不爱我，我会告诉你一百件大大小小的事情。这是一种感觉，但也有生物学上的支持。很大程度上，这是我成为"我"的原因。人们都说母爱是会遗传的，我希望对我来说，这是真的。

第 9 章

成为母亲后大脑会萎缩吗?

我在大学时,读到过一篇科学文章[1],其中写道:"女性的大脑是神经发育的顶峰,是进化不懈追求完美的典范。"身为女性主义者,我不能不同意这样的赞美。但是文章接着还写道:"不过,虽然女性的大脑很优秀,却还未臻成熟,没有达到能力巅峰,除非完成一系列复杂的规定动作,并从中享受到最大的利益——这就是生育,以及和许多物种一样,照顾和保护孩子。"我认为这句话有问题。当然,我认同母亲的大脑是相当惊人的,但我不认为成为母亲是女性的宿命。即使没有孩子,你的大脑也不会不如生了孩子的人。这一点是很明确的。但在怀孕和养育孩子的过程中,你的大脑会发生变化,理解这一点很重要。大脑在很多方面都会发生变化,总的来说,是以一种积极的方式。就像《大脑与心理学》[2]一书中所讲:"孩子的到来是一场震荡。面对这个问题,唯一的解决办法是:大脑重组。"

系统的精密调节

成为母亲后，你的大脑会如何变化？你一定听过大脑"萎缩"这一说法。这是一个现实话题，我们经常用这个来解释为什么当妈妈很难：你的大脑变小了。但是，这话不完全对。成为母亲是一项挑战，但这不是因为你的大脑变小了，而是一系列社会问题（超出了本书的讨论范围）导致的。我们生活在父权社会中，即便情形对女性来说正在改变，但变化还不够快。

英语中有一句谚语："炸药都是小包装的。"有时候，我觉得这也很适合用来形容"妈妈脑"。"少即是多"，这也是我最近和母性大脑领域其他专家合作撰写的一篇论文的题目开头[3]。文章主要观点如下。

关于孕妇大脑体积变化的首项研究成果发表于 2002 年[4]。这只是一个初步的研究（只有 2 位女性的大脑成像），但它提供了关于孕前、孕期和产后大脑对比的最早的图像。研究人员发现，怀孕期间，孕妇的大脑总体积变小了。相比孕前和产后，体积大概减少了 5%。这个变化不是很大，但也足够明显。他们还发现，产后需要至少 20 周，大脑才能够变回生育前的体积。我不知道当时的人们怎么看待这项发现，我也找不到媒体的相关报道，但我个人认为，这是一项重大发现。怀孕期间，成人的大脑不但会变化，还会萎缩，对于这一事实的揭示很有意义。

正如我所说，该研究样本有限，还需要进一步的探索。很可惜，直到 15 年后我们才等到后续研究！ 2017 年，马德里大学苏珊娜·卡莫纳团队的艾尔斯琳·霍克泽玛和她的同事 [5] 重新研究了孕期大脑体积的变化，不过他们是针对特定脑区进行的详细研究。大脑本质上由不同部分构成，它们各自控制不同的情绪和行为机制。他们检查的脑区包括杏仁核（负责情绪调节的一个重要脑区）、负责决策的重要皮质区、边缘系统的一个区域以及负责压力调节和记忆的海马体。他们还研究了母亲对于孩子的依恋程度，以了解这些不同脑区的体积变化与成为母亲之间的实际联系。

研究对象是某些脑区的灰质 [6] 体积变化，并对比了 25 位母亲和 20 位非母亲的同龄人（研究对象还包括了父亲和非父亲，但没有发现两组之间有任何不同之处）。在实验对象怀孕前和产后几星期，她们都做了磁共振成像（MRI）。艾尔斯琳和同事发现，母亲们的大脑灰质在整个孕期（从怀孕前到产后不久）普遍减少，而且这种变化一直持续到产后至少 2 年（甚至可达 6 年 [7]）。不过海马体除外，2 年后，海马体又开始变大，但也无法变回怀孕前的大小了。仔细检查这些大脑变化，他们发现，变小的脑区 [内侧额叶皮质、楔前叶（与某些养育行为相关的脑区）、后扣带皮质、额下回 [8] 和颞上沟] 与负责调节"心智理论"或理解别人的意图和情绪的神经元网络重叠，而后者对于照顾宝宝来说无比重要。此外，这些脑区体积的减小程度可以用来预测母亲在产后初期对孩子的依恋程度（体积减小与记忆无关，至少在该研究的记忆测试中没有显示出关联）。总而言之，少即是多，或者说如我所想，大脑在孕期和产后会进行精密的自我调节，至少在体积上是如此。这是件好事，而且相当酷。

不是什么都没了

以上就是怀孕时大脑结构的变化，但是生完孩子以后呢？这个阶段有那么多需要学习的东西，有那么多和孩子的互动。就像我前面讲的一样，直到产后 6 年，很多脑区还是没有恢复之前的大小，但是也有别的一些研究显示，产后某些阶段，部分脑区体积会变大，这可能和育儿相关。一方面，白质[9]会在产后增加[10]，表明神经元不是唯一变化的物质。至于产后头几周或头几个月灰质的体积变化，一些研究表明新手妈妈的某些皮质和皮质下的灰质会增加[11]。而这些脑区正对应怀孕后变小的那部分。可以说，产后头几个月，你在学习如何做一个妈妈的时候，大脑也在自我调适以便学习这些新的能力：这也是为什么我们发现一些特定脑区的皮质会变厚，比如说与做决策相关的前额叶皮质，以及与识别相关的外侧枕叶皮质[12]。这还只是一个猜想，要想了解产后头几个星期和头几个月大脑的持续变化仍需要进一步的研究。

毋庸置疑，大脑在孕期和整个产后阶段都会发生变化。这些变化很明显，一般表现为对养育孩子至关重要的众多脑区的体积减小。

我认识艾尔斯琳好几年了，我们一起做过几次讲座[13]。我还邀请过她来我的播客讨论怀孕对大脑的影响。我很欣赏她对母性大脑研究领域的执着奉献、她的好奇心和她为理解女性大脑所做出的卓越的工作成果。她的研究数据显示，怀孕对大脑的影响是有内在逻辑的，这值得关注。她最近在我的播客上提到："怀孕对大脑的影响非常明确，我们甚至可以通过女性的大脑图像来判断她是否怀孕[14]。"这真的很神奇，怀孕会在你的大脑留下烙印。

显微镜下

大脑成像数据显示的成为母亲后大脑结构的显著变化并不令我感到意外：近些年来我们在动物实验中已经观察到了诸多这样的变化。有的变化和人类相似，有的则不一样。动物实验的优势在于，我们可以进一步详细检查体积以外的变化，比如说作为大脑基本组成部分的神经元或神经胶质细胞，其数目或占比的变化。

这正是我的博士论文的研究范围：在负责压力调节和记忆，并受激素作用的海马体中，成为母亲是如何影响新神经元的生成（神经发生）的。我发现新手鼠妈妈海马体中的新生神经元数目会减少[15]。在当时，这是反直觉的，因为彼时普遍认为，由于激素的变化和学习行为，成为母亲后神经发生会增加。但实际发现并不是这样。别的研究也得到了类似的结果[16]，海马体和杏仁核中的神经发生都有所减少。这可能是母亲的大脑在另一层次进行的精密调节。后来进行的人体实验结果也与此相符，这使得我们在细胞层面进一步了解了导致变化的机制。

我最近发现海马体新生神经元的数量在怀孕后期也减少了：不是只有孩子出生会导致这些变化[17]。看来大脑在整个怀孕期间都在为做妈妈而准备。我们不是很清楚海马体新生神经元减少会带来什么样的功能性改变——可能关系到记忆水平或压力调节——我在这里讲的是母亲的大脑在各层次上的结构性改变。我们还发现孕期和产后小胶质细胞变少[18]。这种细胞与免疫功能相关，对于母亲的大脑可能发挥着重要作用[19]。最近的研究显示，它们在母性行为方面发挥着作用。下面的章节中我们还会讲到更多这些变化的功能。现在，总结一下，我们观察到母亲的大脑在总体积和神经元以及小胶质细胞数目上发生了变化，甚至当妈妈所必需的有益健康的受体浓度也发生了变化。

其他物种呢？

大脑的这种精密调节并不是人类或啮齿类动物所特有的，我们在其他物种身上也发现了这种现象，这意味着这种现象很普遍，但是不同研究方向或不同物种，其调节的程度有所不同。

以绵羊为例。我很喜欢这种动物，在家里还养了几只（确切地说是 5 只布雷顿矮羊），母羊的大脑运作让我很吃惊。它们在今年春天生了小羊，这让我有机会观察到母羊的分娩过程。目睹整个过程，看到母羊如何为羊羔的出生做准备，我很受震撼……谈到绵羊的大脑，我脑海中首先想到的是位于努齐利的 INRAE[20] 的研究员弗雷德·莱维博士和马修·凯勒博士。几年前，我在多伦多读硕士的时候见过弗雷德。他和艾莉森·弗莱明教授长期合作，我见到他的那年，他正好来多伦多拜访弗莱明教授。2008 年，我有幸参观了他在努齐利的实验室，在羊舍里待了一上午，参与了他们对于羊妈妈在小羊出生时的激素调节和小羊识别的研究。我得把羊羔抱在怀里，还要给别的羊羔喂奶。那真是一次相当充实的经历。

近 10 年，弗雷德和马修也在研究母羊大脑的神经发生，以确定是否发生变化和如何变化。具体来说，他们研究的是母羊的海马体和嗅球中新神经元的生成。他们发现，和对啮齿动物海马体的观察结果相似，这两个脑区的新生神经元数目减少(但是嗅球的神经元增加了[21])。这表示,新生神经元对于当妈妈很重要。所以说,不同物种之间,母亲大脑的变化有共通之处,但也有不一样的地方。我们彼此相似却又各不相同。

除了哺乳动物,许多鸟类的大脑也会在繁殖期变小。最近的一些研究发现,甚至有的无脊椎动物也如此,如跳镰猛蚁的视叶会在产卵前减小 24%[22]。你能想象吗?这个变化太惊人了。我们认为蚂蚁大脑在繁殖期变小是为了把能量用于产卵,并且和生殖激素的升高有关。这方面还需要进一步的研究,但连蚂蚁的大脑都在为做母亲而进行精密调节,这个事实着实令人欣喜。

不止表面现象

大脑的许多变化都跟减少相关(我更喜欢称之为大脑的“精密调节”),但也有不少是增加。比如说,啮齿动物嗅球的神经发生就增多了,对某些行为过程很重要的内侧视前区的神经元也更复杂了(如突触数量)[23]。此外,我前面提到的马修·凯勒团队最近对老鼠的研究显示[24],鼠妈妈的灰质体积在孕期和产后都会增加,而不是减少。这是母亲大脑“可塑性”的一个绝佳例子。你们在网上可以查到这篇文章[25],我推荐你们去看补充文件里的视频,你们会看到孕期母鼠与没有怀孕的同类相比，大脑发生了什么样的变化。真的很有意思！

　　我还有很多关于母亲大脑结构变化的数据可以告诉你们，但就到这里吧，我觉得这些例子已经很好揭示了怀孕和当妈妈在多个层面给大脑带来了结构性的改变。这是正常现象，与照顾孩子的能力相关。

变化有多大？

　　你们可能听过"matrescence"（孕乳期）这个词，甚至听过克莱芒蒂娜·萨尔拉的播客，我在本书开头提到过这个播客。"孕乳期"是美国人类学家达娜·拉斐尔博士发明的词汇，是指"成为母亲的时期"[26]。这期间会发生一系列身体、心理和情绪上的转变，这是女性的一个重要人生阶段，但和青春期不同的是，并不是每个女性都会成为母亲。

　　如果我们把孕乳期看作成年人的青春期，那么就大脑的变化程度而言，这意味着什么？我想大家都认同青春期是大脑改变很大的时期，有众多数据可以证明这一事实。在此期间，不止大脑发生了变化，激素也有剧烈的变化，心理变化也很大。这是生命中的一个重大阶段，和成为母亲一样。

　　能够对比怀孕前后的大脑吗？我在前面提到过有关孕期大脑变化的首项研究，大脑总体积减小了大约5%。艾尔斯琳和她的团队更近期的研究样本增加到了25位女性，结果显示大脑总体积减小了 1%。这个数字有一定意义,但事实上,1% 还是太少了。

2019 年,苏珊娜·卡莫纳、艾尔斯琳·霍克泽玛和她们的同事开展了一项研究[27],旨在对比孕乳期和青春期的大脑变化。她们特别检查了年轻妈妈、青少年和未生育的成年女性的大脑皮质厚度和差异。结果发现,妈妈和青少年的皮质厚度基本相同,和未生育过的成年女性明显不同。妈妈和青少年的皮质更薄,这也就回到了关于母亲大脑的"精密调节"的论调。他们推测,孕乳期和青春期的激素变化可能是导致这种改变的根源,但是否确切相关还需要进一步的研究。

我们只需要记住,母亲大脑的体积变化和青春期的相关变化一样重要。成为母亲是改变女性大脑的一件大事。

第 10 章

一加一大于二 [1]

我最近读过一句话：如果是大小说了算，那么大象就该是丛林之王。我还在网上看到：大小当然重要，没人想要小杯的酒。可能有时候大小确实重要，但是对于养育脑来说，大脑的大小和运行都很重要。

我们一般通过 fMRI（功能性磁共振成像）或 EEG（脑电图）技术来测量人类大脑的运行。fMRI 是通过探测大脑在应对刺激（图片或声音）或处于静态时（静息态功能性磁共振成像）的血流变化来测量大脑的活动。大脑各部分的运作需要消耗额外的能量，这会导致血流加快。EEG 通过固定在头皮上的电极记录大脑的电活动，从而展示大脑表层的宏观活动。

需要强调的是，大脑的运行不止包括神经元的活动，还包括神经元和神经化学物质（它使神经元之间得以交流）、神经胶质细胞以及其他诸多构成我们大脑活动核心的因子之间的连接。我们对于这方面的深入了解主要来自动物研究。研究发现，与养育行为相关的许多神经因子之间存在着复杂的互动，这让我们更好地了解了关于养育行为的神经生物学机制，也得以对人类大脑中到底发生了什么提出更具体的猜想。不过我在这里会主要讲到对人类养育脑运行的研究结果。

对人类养育脑的初步研究

大脑成像是相对比较新的技术，尤其是在养育脑研究领域。直到 1999 年，也就是 20 多年前，杰弗里·洛博鲍姆博士和他的同事才首次使用 fMRI 技术研究大脑活动随着生育而发生的变化。该研究[2]相对比较简单：观察妈妈们听到婴儿哭泣时的大脑。听到婴儿哭泣时，大脑很明显被激活了（还能有别的结果吗？），这当然是必须经历的研究起步期。

他们研究了孩子年龄在 3 周到 3 岁半之间的 4 位母亲的大脑。研究对象很少，而孩子的年龄跨度却相当大，这并不是理想的研究样本，但总要先迈出第一步。他们测量了妈妈们在听到婴儿哭泣或简单的背景噪声时的大脑活动。研究人员（超级出乎意料！）发现与背景噪声相比，婴儿哭泣激活了大脑中处理新的和满足性刺激的区域，如前扣带皮质和右侧眶额皮质。这项研究首次发现听到小孩啼哭和一般性噪声时母亲的大脑反应不同。这项革命性成果为后续的人类养育脑研究开辟了道路。

妊娠期大脑

后来还有其他一些关于生育带来的大脑变化的神经成像和 EEG 研究。对于孕期大脑的研究相对较少，而且通常仅限于脑电图，因为人们担心 fMRI 测量不适合孕妇（但这一观念正在改变）。

以脑电波形式对大脑激活进行的 EEG 研究发现，孕期的大脑会自我调节，为当妈妈做准备。其中绝大多数研究着眼于社会认知方面，即处理、回忆以及使用信息来解释和预测他人行为的方式。有了孩子以后这很重要：这是理解孩子需求的基本能力，也关系到判断环境中是否有危险，从而为孩子提供一个安全的环境。

最近的一些研究显示，在看到不同表情（比如说愤怒的表情[3]）的脸部照片时，如果看到的是恐怖的表情，孕妇前额叶区域的激活程度与没有怀孕的女性不同[4]。还有的研究显示，怀孕期间，女性能够更好识别陌生或者威胁性人脸[5, 6]，更喜欢看起来健康状况更好的人[7]。我敢打赌，你们也不知道自己怀孕时大脑竟做了这许多事情，对吗？

除了怀孕期间大脑处理社会信号的方式，最近还有人开始研究与照料孩子相关的大脑活动[8]。这方面我最喜欢的一项研究，也是相关的首项研究，是由多伦多大学（我念硕士的大学）乔安娜·杜德克博士和她的同事在 2020 年进行的[9]。她想知道怀孕后期宝宝照片对于大脑皮质的激活是否与母亲产后对宝宝的依恋情感相关。有 40 位妈妈参与了这项研究（其中 28 位是初为人母）。她们需要在怀孕最后 3 个月和产后 3~5 个月期间分别去一趟实验室。在实验室中，研究人员向她们展示了一系列不同的婴儿或成人的面孔，同时进行 EEG 测量。在产后的测试中，还请她们填写了产后母子关系问卷。研究发现，不论产前还是产后，看到婴儿的面孔时，大脑皮质都更为活跃。这也预示了，母亲在产后和自己的孩子之间存在着强有力的联结。这项研究激动人心，它表明，孕期大脑的变化可以帮助妈妈为照顾宝宝做准备。

对自己孩子的偏爱

近二十年来，在为数不多的对于人类养育脑的研究中，大部分使用的都是 fMRI 技术，并且主要针对产后阶段。这种研究方法比 EEG 成本高，而且更难实施。但它的分辨度更高，而且可以让我们观察到大脑的所有区域，不像 EEG，只能观察大脑表面。这些功能性研究关注的是母亲大脑不同区域对于和孩子有关的信号的"反应"方式：照片、视频、声音（哭声）和气味（你们不喜欢宝宝的气味吗？[10]）。其中几个主要通过照片研究了母亲在看到自己孩子、其他人的孩子或成人的照片（作为对照使用）时大脑的活动。大多数研究都显示，来自自己孩子的信号比来自其他孩子的信号更能激活母亲的大脑[11]，显示出母亲对于自己孩子的偏爱。

对文献的系统性综述和元分析也显示，与其他婴儿相比，自己孩子的信号能持续性激活母亲的各个脑区，包括岛叶、眶额回、额下回、中央前回、丘脑、杏仁核、下丘脑和纹状体[12]。这些脑区在与亲代抚育相关的多个神经元网络中很活跃，如奖励、共情和情绪调节。

奖励回路的改变

如前所述，找到一个"带来满足感"的宝宝是照顾孩子的最重要的因素之一。如果找到了这个宝宝，我们就会有动力照顾她／他。一些动物实验表明，成为母亲会导致大脑奖励回路的重大改变，奖励回路在激励母亲照顾孩子上起到了关键性作用[13]。与奖励相关的主要脑区包括伏隔核、杏仁核、海马体和前额叶区。

对人类母亲大脑的研究显示，母亲看到自己的孩子或听到自己的孩子的声音时，与奖励相关的许多脑区会被激活。希尔·阿齐尔博士和她的同事最近的一项研究[14]进一步发现，人类母亲大脑中的多巴胺（奖励系统中的主要神经递质）水平和照料这一母性行为相关。这项创新性研究借助了名为"正电子发射断层扫描"或简称为 PET（使用放射性显像剂来观察特

定神经化学物质的代谢活动）的神经成像技术，并配合使用
fMRI 技术，研究妈妈们看到自己孩子和陌生孩子的视频时，
奖励回路的多巴胺活跃度和关键性部分之间的联系。此外，研
究还评估了母亲和婴儿互动时的同步水平。这种行为的同步水
平可以用来衡量亲子关系，特别是"妈妈语"等发声行为。

　　这项研究得出的主要结论是，母亲和孩子之间的联结越
强，伏隔核等与奖励相关的脑区中多巴胺的水平就越高。他们
还发现，母子的亲情关系会加强伏隔核、杏仁核和内侧前额叶
皮质等养育脑关键部分之间的连接。这表示，除了催产素对人
类亲密关系广为人知的作用[15]之外，大脑的多巴胺水平对这
种联系的建立也很重要。这不止体现在亲子关系中，所有关系
都是一样。与你的孩子建立联结还需要比催产素更多的东西。

共情

　　为人父母的另一个关键是能够共情，能够理解宝宝的需要
（这被称为"心智理论"，见第 76 页）。共情功能主要涉及到大
脑中的前岛叶和前扣带皮质中部，心智理论网络则包含中间
的一些脑区，如楔前叶、后扣带回、内侧额叶皮质、前颞叶、
颞顶联合区、颞上沟和额下回。接收到自己孩子的信号时，
母亲的这些脑区被强烈激活。一项综合了多个独立研究数据的
统计分析，也就是"元分析"显示，看到自己的孩子比看到别

人的孩子更能激活母亲的岛叶、额下回、基底神经节和丘脑等脑区 [16]。至于是哪些神经化学物质与母亲的共情相关，还有待明确。但是，照顾和回应孩子的需求的能力与大脑的特定连接有关系这一点是已确定的。

情绪调节

发现和适当回应孩子的需求是一大育儿艺术。这需要修炼，是随着与孩子相处而不断演变的动态过程。突显网络和情绪调节网络是大脑负责处理与回复信息的两个已知网络。突显网络与背侧前扣带皮质和眶额岛皮质等大脑旁边缘结构相关联，会被持续的强刺激源激活，从而进入警觉状态。情绪调节网络包括前额皮质和杏仁核等众多脑区，是调整情绪轨迹的能力。研究发现，通常是看到自己的孩子 [17] 时，妈妈大脑中的这一网络才会被激活，尤其是涉及到哭泣等孩子表达悲伤的负面情绪时 [18]。这很合理，因为悲伤指向危险或威胁，母亲保护孩子生命的意愿就会加强。

关键的调节器

妈妈的下丘脑也会受到生育的影响。脊椎动物都有下丘脑，这个脑区在进化中被很好地保留了下来，并通过控制催产素、催乳素、黄体酮、雌激素等交配、怀孕、生产、哺乳所需激素的释放和接收，维持身体内环境的稳态。看到自己孩子的照片时，妈妈的这一脑区活跃度加强。这也很合乎逻辑，因为这是对于照顾孩子以及维持生命来说都很重要的激素的"地盘"。这一区域还和其他的调节过程有关（饥饿、口渴、体温……），没有下丘脑我们就无法存活。

与母亲对孩子的关心有关吗？

如果说大脑的不同脑区都会被婴儿发出的信号所激活，那么这和母亲对孩子的情感有关吗？两个字，是的！虽然我们不能像动物实验那样，操控人类的母子关系，但针对母亲大脑对婴儿信号（通常是哭泣）的反应与母子关系之间的关联，有一些神经成像方面的研究。总的来说，这些研究发现，妈妈听到自己孩子哭声时的脑部激活图像与对孩子的关爱[19]和紧张程度[20]相关。

还有一些研究显示，产后阶段或随着与孩子的相处，大脑中负责处理情绪的脑区活动会发生变化[21]。似乎当妈妈的时间越久，孩子对妈妈的眶额皮质和杏仁核等养育脑关键部位的激活程度就越高。但最重要的是，这项研究表明与孩子的相处很重要，以及教育孩子的方式是大脑的一个动态适应过程。

只和孩子有关吗?

如果没有孩子的信号(比如没有孩子的照片),母亲大脑的 fMRI 测量会显示什么结果?最近有研究试图回答这个问题,它借助 fMRI 技术检查了"静态"时母亲的脑部活动。结果显示,母亲的脑部活动和没有孩子的女性不一样,特别是额区、顶叶区和边缘区这些负责共情和心智理论的部分[22]。还有一些研究发现,在产后阶段,静态大脑的激活和互联有所不同,特别是突显网络和激励机制[23],这再次表明与孩子的相处会持续影响养育脑的演化。

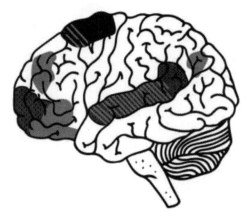

大脑外视图

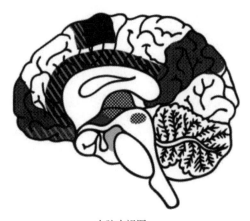

大脑内视图

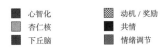

■ 心智化	▨ 动机 / 奖励
■ 杏仁核	■ 共情
■ 下丘脑	■ 情绪调节

人类养育脑的主要区域 [24]

第 11 章

第二次呢？

经常有人问我如果是第二次、第三次甚至第四次怀孕呢，生好几个孩子对大脑有什么样的影响？简单的回答是，我们尚不清楚，至少对产后头几年的情况所知不多。不过，可以确定的是，随着年纪的增长，孩子的数量对大脑有影响（下一章中我会详细解释）。

根据个人经验，我可以告诉你，第一次和第二次当妈不一样。可能是因为第一次有太多要学习的东西。第一次的经验对第二次在一定程度上有帮助，但第二次，你同时有两个孩子，所以经历也是全新的。

母亲的记忆

一般认为，第一次当母亲（也可以笼统说当父母）的时候，大脑中会建立起"母亲的记忆"[1]，主要是与回应和照顾新生儿的方式有关。母性大脑研究领域的领军人物鲍勃·布里奇斯和艾莉森·弗莱明教授做过这方面的一些基础研究[2]，结果显示，经过大脑的一系列调节，承担过母职会使其照顾孩子的效率更高。照顾孩子的经历是关键。

这很合乎逻辑。对人类母亲的某些研究显示，与新手母亲相比，有经验的妈妈能更快更好地识别和理解宝宝的哭声[3]。同时，她们觉得孩子的哭声没那么刺耳[4]。

大部分人类养育脑的研究对象都是第一次当母亲和父亲的人，这可能是由于我们普遍便认为新手父母大脑的变化更大，也是因为他们相对比较有时间参与实验，毕竟只需要照顾一个孩子。

正如我前面说过，我的博士研究方向是，当妈妈如何影响类固醇激素作用下负责记忆和压力调节的海马体。简而言之，在我们检测母鼠海马体中新神经元的产生情况时，我们发现[5]，与二胎妈妈相比，新手鼠妈妈的海马体中新生神经元数目的变化更大，而二胎妈妈与从未生育过的母鼠也不相同，但差异没有与新手妈妈之间的大。其他动物模型的研究尽管数量不多，但也证实了当母亲对女性大脑可塑性的影响。

第一次最糟糕吗？

生两个或更多孩子对女性的大脑有什么样的影响？这方面的研究很少——最多两项，其中只有一项研究的样本数量达到了值得讨论的标准。那是由耶鲁大学海伦娜·卢瑟福博士的实验室开展的一项研究[6]，观察了妈妈们在看到陌生婴儿高兴、悲伤或中性的表情时，以及听到陌生婴儿大声或小声的哭泣时，大脑的事件相关电位做出的反应（一种"脑电波"）。研究显示，生过孩子以后，大脑的反应，特别是对婴儿哭声的反应发生了变化。研究者得出结论，初产妈妈对于婴儿发出的听觉和视觉信号的神经反应更大，也就是说她们比有经验的妈妈对于婴儿的情绪信号更加敏感。

生育经历对大脑的作用在我看来很合乎逻辑。第一次做父母时，与孩子有关的一切都是全新的，你仍在探索（即学习）自己要做的事，探索怎样回应孩子发出的信号。而第二次的时候，你的大脑已经能识别这些状况，知道了如何应对，也就不那么"手足无措"了，因为要学的东西没那么多了。

实践出真知？

第一次当父母时，大脑得学习如何适应，而一旦有了养育经历，它就会记得这个有用的经验，这有助于第二次甚至之后的每一次的养育。

如果你们谁有两个以上的孩子，我猜也会同意我的观点的。第二次并不一样，我就是这样。我发现带老大的经验可以用来帮我照顾老二，但这并不意味着我什么都知道了。对于需要做什么，我懂得更多了，但这仍是一个学习的过程。

第 12 章

永远的"妈妈脑"[1]

经常有人问我，当妈妈对大脑的影响是不是永久性的？大脑会不会在某一天恢复原样？这是个好问题。我的简短回答是："一日为父母，终身为父母。"但这并不是说你的大脑在 5 年、10 年甚至 40 年后还是和今天一模一样，它会根据孩子的需求、你的身体状况，以及你所经历的事情，不断演变。

优雅地老去

2019 年，顶级学术期刊《美国国家科学院院刊》发表了一项研究成果[2]，该研究首次使用神经成像数据来观察当母亲对大脑的长期影响，研究对象是 50~60 岁（即产后数年）的女性。在此之前，有关人类母性大脑的数据最多涉及产后 2 年[3]，不过一些动物实验[4]已经发现可能存在更长久的影响。

这项研究是由洛桑大学女性研究室负责人安·玛丽·德兰格博士主导的，我的播客[5]最近也邀请过她。他们通过对比英国生物样本库中 12 021 幅（这个样本数量足以得出较为可靠的结论）中年（50~60 岁）女性的大脑图像来研究生育次数和大脑衰老标志物之间的关系[6]。安·玛丽和她的团队通过对指示大脑整体性衰老的一种生物标志物的磁共振图像（MRI）进行人工智能分析，研究了大脑灰质的诸多结构特点，试图了解母亲人群的大脑衰老程度与其他女性相比是否有所不同，以及生育次数对衰老程度的影响。

大脑成像数据得出了什么结果？生过孩子的中年女性的大脑看起来更加年轻，而且这种现象和孩子的数量相关，生过 4 个孩子可以让你的大脑更年轻！多有趣啊！不仅生孩子会让大脑更年轻，孩子的数量也这么重要。并且，初潮年龄、绝经年龄和流产次数等因素也被考虑在内，因为这些都会影响大脑的健康情况。

你的大脑更年轻了，但年轻了多少？首先要知道，这是在 MRI 观测到的结构特点的基础上，通过一系列复杂算法来评估大脑年龄的。因此，有一个"更年轻"的大脑意味着就你的年纪而言，对比正常的大脑老化模型，你的大脑的结构特征显得更年轻。根据安·玛丽和她同事的研究数据，母亲人群的大脑比没有生过孩子的女性平均年轻 6 个月。差别不大，但意义重大。

安·玛丽团队最近的研究还发现，生过孩子的女性不止大脑看起来更年轻，而且当妈妈还会对有的脑区产生持久性作用[7]。这一次，研究人员比较了 19 787 位中年女性以及年龄更大（45~82 岁）的女性的大脑图像，结果印证了之前的结论，并且发现某些脑区尤其"变得年轻"，包括杏仁核、海马体、丘脑、伏隔核和壳核等。这些区域关系到母亲对孩子的照料，在"养育脑回路"中发挥着重要作用，第三部分中我会详细讲到这一点。

研究中发现，伏隔核受到了影响。伏隔核属于大脑的动机和奖励系统：该系统和产后初期照顾孩子的意愿相关。神奇的是，伏隔核的变化会持续数十年，这或许解释了为何在孩子长大后，母亲还想要继续照顾他们。我的母亲一直关注着我们兄弟姐妹 4 人的消息，我和她几乎每天都会聊天。40 年了，她还是很喜欢来看望我这个她最小的孩子。在我们的关系中，她一直把我当作她的"奖励"。

安·玛丽的团队最近的研究更进一步研究了关于大脑白质与分娩之间的关系[8]。白质是中枢神经系统的一种组织，很容易在大脑中看到，因为比其他部分（即"灰质"）颜色更浅。白质由有髓神经纤维构成，这是一种簇状聚集的神经纤维，可以让大脑的不同区域互相交流。简而言之，白质增加表明不同脑区之间的交流加强。和之前的研究一样，研究员们使用了英国生物样本库的大脑图片。研究过 8 895 位年龄在 54~81 岁之间的女性大脑扫描图后，他们发现，和之前对灰质的研究一样，生育次数和更年轻态的白质水平相关，这可能表明"做母亲会对中老年女性的白质起到保护作用"。他们还发现，有的大脑白质纤维束也更加年轻了，尤其是胼胝体，这是联络左右脑的一种重要纤维束。研究者没有明确指出白质的这些变化如何影响大脑的总体功能，但是我认为白质的增加与大脑各结构内部及之间联络的加强有关。或许，这也可能是一个错误的假设，我们还需要进一步研究。

需要注意的是，并不是说想要长期保持大脑的最佳状态就必须得有孩子。安·玛丽在我的播客上解释过："这些影响并不大，或者说很微弱。有没有孩子并不能决定你变老时的大脑健康状况……因为有太多的因素影响着我们的衰老了。"澄清这一点十分重要。

也许更重要的是，我们要开始意识到生育对于女性晚年时期大脑的影响，并进一步研究当妈妈对绝经等衰老进程，以及阿尔茨海默病等老年病的影响。

成为父母，大脑的不老泉

随着年龄的增长，你的"妈妈脑"看起来更加年轻了，但这对于大脑的运行方式到底有何影响？爸爸们的情况又是怎样呢？

2020 年，加利福尼亚大学的一个研究团队也关注了大脑的衰老问题[9]，但研究对象还包括了中年父亲，研究的是为人父母对视觉记忆的影响。和我们前面提到的安·玛丽的研究一样，这个团队也使用了来自英国生物样本库的大量大脑图片。他们分析了与大脑衰老有关的生物指数，研究衰老程度与中年父母视觉记忆的关系。结果显示，有2~3个孩子的父母的大脑看起来比没有孩子的同龄人年轻，并且有孩子的父母视觉记忆更好，反应更快。

研究结果似乎表明，更年轻的大脑意味着日后有更好的记忆力，但怀孕和分娩的生理过程并不是唯一重要因素：生活方式可能也会有影响，无论是母亲还是父亲。

温妮·奥查德博士的研究[10]（第5章中提到过）则表明，七旬母亲的言语记忆比其他同龄人好，她推测这种记忆的改善可能和年老后母亲大脑皮质厚度的变化相关。45位七旬女性和35位七旬男性的大脑成像图显示，父母们某些特定脑区的灰质厚度发生了变化[11]。

更确切地说，七旬母亲（与没有孩子的七旬女性相比）的海马旁回皮质更厚，该脑区与记忆的形成相关（皮质变厚意味着年老时的记忆力比较好）。还有另一个脑区也是如此——背外侧前额叶皮质，这一区域对于产后初期的母子关系很重要。

父亲身上最显著的变化之一是前扣带皮质变薄，这一区域与父亲的社会认知以及对新生儿的照料行为相关。研究数据显示，为人父母对于大脑的影响会一直持续到老年时期，但影响各不相同，可能是和对孩子的付出不同有关，或者还有其他待发掘的因素。

除了大脑结构上的变化，温妮·奥查德博士和合作者最近还对老年父母大脑功能的变化进行了研究。他们和 Aspree-Neuro[12] 研究小组的成员一起，借助 fMRI 技术研究了 70 岁的父母的大脑功能[13]，主要针对的是血流变化情况。研究发现，"孩子越多，母亲（并未说明是生母还是养母）大脑的功能性连接普遍越少"，父亲则不会。这意味着成为母亲几十年后，母亲的大脑仍在发生诸多变化，变得"更加年轻"。

为人父母会持续影响大脑的结构和功能，但究竟是如何影响的？最近的文献显示，这可能涉及到激素和免疫功能……但本理论还需要实验的印证。不过，别忘了，除了生物因素，就像温妮·奥查德博士在我的播客[14]上所说，为人父母是一个连续的过程，是一个人一生中数十年都要学习的事情，这种学习环境可能也会改变每一位父母的大脑。

第三部分：

不是生而为父母，
而是成为父母！

第 13 章

生孩子不等于成为母亲

我是在一个小农场长大的，农场里养了很多动物。我喜欢兔子，我母亲喜欢矮脚鸡，每年春天都有不少小鸡崽在谷仓里跑来跑去……我的哥哥雷特养了各种各样的鸭子和小鸟（我们甚至养过一段时间孔雀）。其中一种叫作"跑鸭"或"印度鸭"的鸭子相当奇特，它们几乎能够笔直站立，走起路来像人一样。因为它们不会孵蛋，我们还曾拿过几只它们的蛋给母亲养的一只母鸡来孵。那只小黑鸡看起来很愿意照顾这几只大鸭蛋。几个星期后，可爱的小黄鸭破壳了，鸡妈妈带着它的"小鸡崽"在谷仓的院子里溜达，看起来特别神气，它还教它们如何做小鸡。

后来，这四只小黄鸭长成了很大只的白鸭，比小黑鸡还要大，但它们还是跟在小黑鸡后面在院子里溜达，毕竟，这是它们的母亲。有一天，小鸭子发现了我们为其他鸭子准备的水盆，就直接跳进了水里。鸡妈妈立马疯了——有哪只鸡会这么做？！——在妈妈咯咯叫了好多次，发出严厉的训斥后，小鸭子们从盆里爬了出来，跟着鸡妈妈回了院子。就像我母亲说的，它们乖巧听话。

这就是我的收养初体验。准确点说，这是种间收养，在自然界不太常见，但确实存在。（你们都听过爱尔兰一家农场里的猫收养鸭子的故事吧[1]？）

都是母亲

母亲的类型多种多样。我相信没有人生来就会当母亲，而是后来成为母亲的——不管是不是亲生母亲。事实上，成为母亲需要时间和经验。当然，亲生母亲会有一个小优势，她们额外多了几个月的准备时间（怀孕）；在怀孕、分娩和产后还会经历激素的变化，帮助她们快速学习如何做一个妈妈。但是，实际来说，所有人都可以成为父母，并不是只有生育过才能当母亲。

"非亲生"母亲包括继母、寄宿母亲和养母（包括同性伴侣）。我最近看到说，在 2019 年，由于重组家庭的增加，法国的继母人数超过了 21.6 万[2]。不同家庭里，母亲扮演的角色各不相同，各自的经历、投入和责任也不相同。举例来说，有的养母是在孩子刚出生不久就收养了他们，有的是在孩子稍微大一点的时候收养的；有的继母每天都要照顾孩子，有的两周才照顾一次；有的寄宿母亲需要照顾孩子几个星期，有的是几个月或几年。无论怎样，大家都是母亲，在履行妈妈的职责几天或几个星期后，通常很难把她们与亲生母亲区分开。

更丰富的大脑

我在本书中列举的神经生物学变化大都是关于亲生母亲的（有一些是针对亲生父亲），但最近也开始有一些对于非亲生母亲的研究，即与孩子没有血缘关系的母亲。总的来说，我们需要更多的关于所有母亲或者说所有父母的神经生物学研究，因为到目前为止，我们对非亲生母亲几乎一无所知，不管是神经生物学方面还是生物学方面。

几年前我读博士的时候，研究过收养幼崽的母鼠的大脑和行为。当时，我对收养如何影响母鼠的大脑并不感兴趣，我只是想知道，怀孕、生产以及和后代的相处是否是我们观察到的母亲大脑发生的变化所必需的，还是说，哺育行为和怀孕生产满足其一就够了。我当时没有时间也没有资源对这一问题做出全面的回答，但我已经证明[3]，收养的确会导致母鼠大脑的变化，但和生产过的母鼠有所不同。

需要指出的是，母鼠不会轻易收养后代，尤其是对于之前从未做过母亲的母鼠来说。但是，不断让它们接触小鼠（尚需母鼠哺乳的小鼠）后，这些没有经验的母鼠也成为了母亲，表现出了对小鼠的母性行为，比如舔舐和梳洗，或是把小鼠放在身下以保持其体温。

在我对"养母"鼠的研究中，我发现它们的海马体（我花了很多时间来研究的一个与记忆和心理健康有关的脑区）中，新神经元的生成发生了变化，且和亲生母鼠存在许多不同。准确来说，随着和孩子的相处，养母鼠海马体中的神经发生增加，但是亲生母鼠海马体中的神经发生却减少了[4]。

我们现在还不太清楚为什么同是母亲的大脑，在产后初期会有这些不同，但有一件事情似乎起到了重要作用：与后代的共同经历丰富了养母的大脑。不少科学研究[5]都发现，在丰富多样的环境中演化可以增加海马体的神经发生，可能养母鼠就是这个情况。也可能是由于两者之间的生理差异，或养母鼠的孕激素与催乳激素没有发生变化。不管怎样，养母鼠当妈妈当得很好，表现出了典型的母性行为。因此我认为，无论是否生育，母亲的大脑都会有类似的变化，我们需要对于不同脑区进行深入研究以进一步了解。

非亲生母亲……

我只知道两个有关人类非亲生母亲大脑随着养育行为变化的研究。第一个是得克萨斯州休斯顿大学乔安娜·比克教授的研究[6]，主要目的是观察催产素这种与亲生母亲的母子关系相关的肽类激素，是否也和非亲生母亲的母子关系有关

（见第 69 页）。本次研究通过名为"事件相关电位"（英文名 event-related potentials，简称 ERP）的电生理学手段，观察养母的催产素水平是否与她看到养子照片时的大脑反应以及面对养子时的"行为愉悦"水平相关。总共有 41 对母子参与了研究[7]，孩子的平均年龄是 8 个半月（研究开始时他们年龄在 2 周到 35 个月之间）。结果显示，和亲生母亲一样，养母的催产素水平与她们面对孩子时的愉悦感觉以及大脑对孩子照片的反应方式有关。而且，随着时间推移，或是和养子相处更久后，在与宝宝亲密接触时，养母的催产素水平与看到自己孩子时的大脑活动呈强相关（看到别的孩子不会）。所以，随着和孩子的相处，养母的大脑和激素也变得与养子相适应。再次说明，相处很重要。

另一项研究是玛丽塞拉·埃尔南德斯 - 冈萨雷斯博士和她的同事进行的[8]，他们为生母、养母及没有孩子的女性播放 4 个月大的女婴笑、哭以及中性表情的视频，用 EEG 对特定的大脑活动进行量化。每组 10 位女性。研究发现生母和养母看到孩子笑的视频时，大脑的反应一致，表明视频诱发的是积极的反应。看到孩子哭泣时，养母比生母的脑部活跃度更高，表明养母对哭泣宝宝的反应更大。而没有孩子的女性的大脑激活情况则与平时没什么不同，表明她们不喜欢这些视频或者说不感兴趣。由此推论，本研究（和其他研究）表明，养育的经历对于大脑的改变很重要。

他们还研究了皮质的同步性，即面对哭泣的宝宝时，生母和养母前额和颞部脑区被同步激活的情况。他们发现，生母的前额叶皮质和颞叶皮质同步性降低，而养母则没有。因为前额叶皮质部分参与了对颞叶的抑制，故同步性降低会导致抑制作用的缺失，这可能表明生母更容易被宝宝的哭泣牵动情绪，对哭声更敏感。不过，也可能意味着养母觉得宝宝的哭泣没有那么令人不快。不管怎样，研究中的两类母亲取得了类似的母爱测试结果，宝宝的哭泣拉响了"警报"，只是大脑的反应不一样。

当然，我们对此还有很多疑问，想要完全了解非生母在成为母亲时大脑的变化情况，还有很多工作要做。但就观察所得，我越发认为，与孩子的相处以及积极的母子关系，对于促进非亲生母子之间以及广义上的亲子之间的生物学联系很重要。

只是"母亲"

2021 年 11 月 30 日，堪称 20 世纪法国最著名的养母约瑟芬·贝克入葬先贤祠。法国总统如此盛赞她："世界知名的殿堂级音乐家，参与抵抗运动，为反种族歧视而不懈战斗，始终为法国和全世界的善良人民而战。"作为"彩虹"部落的妈妈（收养了十几个来自不同国家的孩子），这位杰出人物让收养变得意义非凡。她的一个儿子说道："她是我们的母亲……
我们没觉得自己是被收养的，我们就是约瑟芬·贝克的儿子和
女儿。"这是一位母亲。不是养母，就只是母亲。她的大脑一
定是这样认为的。

第14章

"爸爸脑"

让我们简单说一下父亲吧。说实在话，我对父亲大脑变化的方式思考不多，但目前这方面的研究日益增加。此处无法详尽叙述，下面我只谈一些重点。

角色的改变

传统上，父亲在外工作，他们是一家之主，享有家庭的权威，并不负责照顾孩子的日常。我小的时候，父亲经常不在家，在建筑工地上一干就是几个星期。但他在家的时候（如果我没记错，一般冬天会更多待在家里），我们经常一起玩耍：我们在湖上玩雪地摩托，圣诞节一起去迪士尼玩（我们开车去了三次——车程要 24 小时！）；夏天，我们会在院子里打水仗。

长大有了自己的孩子以后，我发现如今父亲的角色改变很大。现在的父亲们越来越多地参与照顾孩子，相关研究也证

实了这点 [1]。但由于社会文化差异和个体差异,父亲们对于照顾孩子的参与情况不尽相同,从完全缺位到主要的"照顾者"都有 [2]。

我认为父亲或者说伴侣角色之间的这种巨大差异更多还是源于社会因素。回顾我个人的经历,我的丈夫要做一个"参与性"父亲就很不容易。我想起了一件事情,我们家最小的孩子还在穿尿布的时候,有一年春天,我们去荷兰的库肯霍夫公园赏花。小家伙要换尿布的时候,我丈夫像往常一样,带他去公共厕所换。可他走了没多久就回来了,说男厕没有换尿布的台子。我让他去女厕换,他就去了女厕。有时,有些事情不得不做。必须补充一点,当时女厕的女同胞们有些惊讶,但也表示并不介意。

大小重要吗? [3]

对父亲的大脑进行研究是观察养育经历如何打造大脑的很好的方法。和对人类母亲大脑的研究一样,我们研究了人类父亲大脑的结构和运行。先来看看大脑结构的改变吧。

我上面提到的艾尔斯琳·霍克泽玛博士的研究(见第 83页)发现,怀孕导致母亲大脑的很多区域明显变小。当时,关于父亲大脑灰质体积变化的神经成像研究还很少。霍克泽玛博士等人发现,父亲的大脑体积有变化,而且变化和所处的围产期阶段有关。

对 16 位亲生父亲在妻子产后 2~4 周和 12~16 周进行大脑灰质的体积变化研究后[4]，研究人员发现，在这个产后早期阶段，与奖励和依恋相关的下丘脑、杏仁核和纹状体等脑区，以及与心智化相关的脑区（比如前额叶皮质、扣带回的前下部和颞上回）变大了，这种大脑体积的变化与同一团队同期发表的对亲生母亲的研究结果类似[5]。

研究还发现父亲大脑中，涉及处理威胁和压力（比如眶额皮质）、接收刺激（比如岛叶）和心智化（比如后扣带皮质、楔前叶和内侧前额叶皮质）相关的区域灰质体积减小，而且父亲眶额皮质体积的减少和侵入式教养行为的增加有关[6]。

玛丽亚·帕特尼娜-迪埃和她的同事在近期完成的一项神经成像研究中[7]，对 20 位初为人父的男性在伴侣怀孕前和产后 2 个月，分别进行了一些重要脑区的皮质体积厚度和表面的检查，并且和另一组 17 位没有孩子的男性进行了对比。（该研究和霍克泽玛等人于 2017 年的研究[8]选取了同一批参与者，但是对父亲大脑图像的分析方式不同）。

这项研究发现，从孕前到产后，父亲的楔前叶皮质体积和厚度都变小了，而且减少程度越大，父亲对于孩子图片的神经反应就越强。不过与母亲相比，减少没那么明显，涉及到的脑区也相对较少[9]。

这说明了什么？这些被监测区域的大小似乎确实重要，可能是怀孕的迹象或是对宝宝的期待诱发了父亲大脑的变化。我们知道，父亲的激素水平在伴侣怀孕和产后阶段也会发生变化，比如，催产素和催乳素会升高，睾酮会降低[10]。这些激素可能也是导致妻子孕产期间父亲大脑变化的关键因素[11]。当然，产后头几个星期与婴儿的互动也是父亲大脑灰质体积变化的一个关键因素，但谁能说和胎儿的互动（或者说感受胎动）对于父亲的大脑就没有影响呢？

当父亲的大脑"怀孕"了

基于伴侣怀孕会结构性改变父亲大脑的观点，最近有人研究[12]了男性在伴侣首次怀孕初期（20 周）大脑活动的变化。该研究通过 fMRI 技术，比较了看到与孩子的互动视频（游戏、换尿布）和与孩子无关的视频时，36 位没有孩子的男性和 36 位准爸爸大脑功能的变化。研究得出一个有趣的结论：看到和孩子的互动视频时，准爸爸的两个亲职相关脑区（左侧额下回和杏仁核）的激活和母亲所处的怀孕阶段存在着关联。研究结果意味着，至少父亲大脑的某些区域在怀孕一开始就发生变化了。

除了这项研究，大部分父亲大脑的神经成像研究都聚焦于妻子产后，父亲大脑对于婴儿的图片、视频或哭泣的反应方式[13]。其中有的研究很有趣，这里谈几个我最喜欢的。

对孩子的回应

詹姆斯·里林教授和他的同事研究了父亲对婴儿的行为如何影响神经的激活 [14]。在这项研究中，20 位孩子 4 个月大的新手爸爸接受了 fMRI 测量，在他们被动听到婴儿哭泣（这不是件开心的事），或在视频游戏中试图主动选择策略安抚哭泣的婴儿时，他们的神经反应被记录下来。结果显示，对孩子的回应激活了大脑中与运动、共情和接近动机相关的区域，同时抑制了与压力和焦虑相关的区域。被任务搞得比较崩溃的父亲大脑中涉及情绪调节的脑区激活程度较低，比如前额叶皮质和辅助运动区。而玩游戏过程中成功哄好孩子的父亲大脑中，参与行动和结果学习、心智化以及突显处理相关的脑区（比如前扣带皮质和后扣带皮质）神经激活水平更高。这项研究令人振奋，因为它论证了有的脑区与为人父母的艺术存在着潜在的联系，而且很明显，我们回应宝宝的方式影响了我们的大脑。

妈妈 vs 爸爸

很少有研究专门比较婴儿父母双方的大脑激活情况。我很喜欢其中一项对于新手父母（包括同性和异性）的研究 [15]。你们可能会觉得这种范式有点奇怪，但我觉得很棒，因为可以观察性别和亲代投资对父母大脑的影响。换句话说，如果同样是承担了照顾孩子的主责，生母和育儿主力父亲（这里指和伴侣育有孩子的同性恋父亲）的大脑会有什么不同？他们和家庭中相对较少参与亲代投资的另一位父亲相比，大脑又会有所不同？

一共有 89 位家长参加了这项由埃亚尔·亚伯拉罕教授和他的同事开展的研究。他们在观看自己和他们 1 岁的孩子玩耍，以及别人和同龄孩子玩耍的视频时，接受了脑部扫描。研究结果很有说服力，说明了共同经历的重要性。准确来说，研究人员发现，与参与育儿较少的父亲相比，承担主要育儿角色的母亲或父亲的杏仁核激活水平更高。杏仁核是原生的养育脑回路中枢，在进化中被保留得很好。无论参与育儿多少，两组父亲的颞上沟（在心智理论中发挥着作用）激活水平都比母亲更高。需要指出的是，声称与孩子相处更多的父亲，这两个脑区的功能性连接也更强。研究结果表明，母亲和父亲的大脑活动存在共同点，活动程度与同孩子相处的时间有着直接的关联，但也还是有不同的地方。也就是说，与孩子相处经历很重要，但是怀孕和生产也很重要。

睾酮呢？

最近，在我的播客《再访妈妈脑》中，我和詹姆斯·里林教授谈论了人类父亲大脑的变化[16]，因为他对这一主题以及催产素和睾酮在这些变化中所起的作用做了很多有趣的研究。其中一个[17]，可能也是最有名的一个，是对比看到婴儿的照片或性刺激照片（换句话说，色情图片）时，父亲和没有孩子的男性的大脑激活情况。很好玩儿，不是吗？他进行这项研究的原因之一是，有观点认为，激素的变化会提高对孩子的共情反应，而这对孩子的成长很重要。还有一个原因是，新手父亲的激素变化属于在交配欲望和育儿努力之间的一种权衡——新手父亲能够更多关注孩子的照看和养育，而不是交配。为了验证这些观点，研究人员召集了 88 位孩子年龄在 1~2 岁之间的异性恋生父和 50 位 25 岁以上的单身异性恋男性，向他们分别展示陌生孩子和"性感女郎"的照片以及对照用的其他普通照片，并对比他们的脑部图像（fMRI），还会抽血检查催产素和睾酮水平。

当父亲们看到孩子的照片时，他们大脑中负责面部情绪处理（尾侧额中回）、心智化（颞顶联合区）和奖励处理（内侧眶额皮质）的重要区域比没有孩子的男性激活水平更高。没有孩子的男性大脑中，与奖励和接近动机强相关的重要区域（尾状核与伏隔核）对性刺激图片的神经反应明显更强。毫不意外，相比没有孩子的男性，父亲的催产素水平更高，而睾酮较低。看到孩子的照片则让父亲的尾侧额中回激活更强，且与他们较低的睾酮水平相关。出乎意料的是，面对性刺激时的睾酮和催产素水平都未显示出其与神经反应之间的关系。

父亲睾酮水平的降低是一件好事，有助于他的大脑更好地回应孩子的需求。我不确定父亲们或者说所有男人们，是否能很好接受当爸爸会导致睾酮水平降低这一观点，而且并不是只有睾酮受到了影响。有人研究[18]了父母大脑对婴儿信号做出反应时的大脑活动如何与神经肽（催产素等小蛋白组成的化学信号）水平相关联。阿齐尔和他的同事研究发现，在看到孩子的视频时，父母杏仁核的反应均与血液中催产素的水平相关，但父亲的杏仁核反应还和血液中的后叶加压素水平相关。研究表明，父母的某些脑区对孩子的反应是类似的，比如前扣带皮质、前运动皮质、运动皮质、小脑、内外侧前额叶皮质、颞叶皮质和岛叶等。这也意味着，父母的大脑会协同应对婴儿发出的信号。父母之间的这种大脑同步性（不单是各自独立应对孩子）值得进一步探索。

"所有需要的东西"

我要强调的是，越来越多的动物实验结果表明父亲大脑的复杂性随着育儿发生变化。最近，哈佛大学的卡特琳·杜拉克博士和她的同事的一项研究发现，雄性和雌性小鼠下丘脑中都有表达为甘丙肽的神经元，这对养育行为至关重要[19]。我在我的播客上[20]和卡特琳聊过这个，关于父亲，她这样说道："爸爸对于孩子的养育有着必不可少的作用，而他们的大脑为此包含了所有需要的东西。"

第15章

"祖母脑"

　　我经常想起我的祖母。小的时候我和祖父母住在同一个城市，星期天经常去他们家里，庆祝乌克兰节日（我祖母的父母是乌克兰人），跟着祖母学习编辫子、织毛衣、缝衣服和十字绣（还有很多其他事情）。我们还一起包波兰饺子（和意大利饺子类似），我和祖父还一起看了不少冰球比赛（穿99号球衣的韦恩·格雷茨基所在的埃德蒙顿油人是最厉害的冰球队）。

　　我的母亲不是乌克兰人，她有德国和苏格兰血统（可能还有爱尔兰血统）。每当我们脱离乌克兰传统，吃苏格兰黄油酥饼（一种油酥饼干）和听苏格兰风笛时，她都很开心。我的外祖母喜欢看到孩子们，但又嫌我们太吵，所以我们比较少去外祖母家吃饭。去外祖母家时，我和哥哥姐姐会在树林里玩一下午，怀着被美洲狮吃掉的担忧……

　　我的祖母在我的生命中很重要。不单是对我成长为一个加拿大人的影响，还有她向我传递出的女性形象。她的女儿、我去世的姑姑曾对我说过，我的祖母是"前卫的焚烧胸罩者[1]"。

确实如此，她是一位坚定走自己的路的强大女性。关于她和祖父对我生命的影响，我能举出好多例子，但是这本书是谈论大脑的……

"隔代养育"如何影响大脑

2017 年，我参与组织了在多伦多举行的第六届国际养育脑大会，大会云集了全世界的养育神经生物学专家，我当时想着，要是能看到有关"隔代养育"如何影响大脑的研究，可就太棒了。祖辈大脑被孙辈激活的方式和父母大脑被儿辈激活的方式是否一致？祖母 / 外祖母的大脑和祖父 / 外祖父的大脑是否有所不同？如果祖辈的大脑也发生了改变，那么这种改变和他们对于自己孩子的关心有关吗？外祖父母和祖父母有区别吗？有了孙辈后，祖辈的大脑健康会受影响吗？有太多的问题了，但几乎都没有答案。在当时，一篇相关的文章我都没找到，一篇都没有。

几个月前，我在读切尔西·科纳博伊的《母亲的大脑：神经科学如何重写养育的故事》（*Mother Brain: How Neurosicience is rewriting the stroy of parenthood*）[2] 的初稿时，发现了吉姆·里林教授一项未发表的关于祖父母大脑的研究。我当时很兴奋，当然，我发过誓要保密，因为研究还未发表；切尔西也是因为和吉姆直接交谈以后才有了一份副本。我后来和吉姆也聊过，主要是关于他对父亲大脑的研究，我在前一章节已谈及。他把他对祖母大脑变化的研究发给了我。该研究一经发表[3]，就成为众多媒体的报道对象。

这项研究部分基于我们所说的"祖母假说"，来自于进化人类学。据吉姆的研究，"人类女性绝经后的长寿是由于能够为孙辈带来好处而进化的。"换句话说，生命一般都是为了活到性成熟年龄而编码的（一旦无法生育就会死亡）。对人类来说，祖母生命的延长正是因为她们可以帮助养育孙辈。这一假说有一些科学研究的支持，观察发现，外祖母的存在有利于孩子的存活，至少在某种程度上是这样。吉姆的研究还发现，"通过养育孙辈减少女儿的生育间隔，外祖母还能够提高女儿的生育率，从而提升她们自己的包容适应性"。这可太酷了……

在我看来，多一双手来照顾孩子很有好处，这也合乎逻辑——有别人帮忙照看孩子或者做饭、洗衣、采购等，能缓解育儿压力。虽然"祖母假说"的生物学机制和基础还不十分明确，但是我们现在知道祖母大脑的变化确实很重要。

吉姆和他的同事招募了 50 位至少有一个年龄在 3~12 岁的亲生孙辈的祖母或外祖母。他们使用 fMRI 大脑成像技术观察祖母的大脑对孙辈图片的反应，还检查了她们看到相同性别、种族和年龄的陌生小孩（为了完美地对照），以及看到与孙辈相同性别的自己孩子的照片和相同性别、种族和年龄的陌生成人的照片时，大脑的反应方式，并且询问了祖母们对于孙辈的照顾程度以及对孙辈的关爱程度。

他们有什么发现？首先，看到自己的孙辈时，祖母养育脑的主要区域被激活，而看到相同年龄和性别的陌生小孩时则没有。这些主要脑区（内侧视前区、中脑的黑质和腹侧被盖区、伏隔核、尾状核、前扣带皮质、背内侧前额叶皮质等）对于亲职行为、动机、情感共情的某些方面来说很重要，和我们对于父母的发现一样。这意味着无论是不是父母，照顾孩子的时候，养育脑的这一神经网络都被激活了。

没有和祖母 / 外祖母的爱一样的

有意思的是，当祖母 / 外祖母看到自己孩子（或者孩子的伴侣）的照片时，除情感共情（岛叶和次级躯体感觉皮质）相关脑区之外，养育脑几个脑区的激活水平明显比看到孙辈照片时更高，而当看到孙辈时，她们大脑中与情感共情相关的区域则比看到自己的孩子或孩子的伴侣时的激活水平更高。此外，祖母 / 外祖母对孙辈的照顾和关爱程度（问卷方式测得）与大脑激活水平没有太大的关系。由此可以推测，只要当了祖母 / 外祖母，并且对孙辈有最基础的照顾，就可以激活祖母大脑。想要更好了解祖母大脑的这些变化与她们和孙辈互动之间的关系，未来还需更多研究。

研究结果中让我感到惊讶的是：

——子辈和孙辈都会激活祖母大脑的养育脑相关区域。

——看到孙辈的照片比看到自己的孩子的照片更能激活祖母与情感共情相关的脑区。

这一发现很重要，并且衍生出了一个疑问：就像《卫报》一篇文章的题目 [4] 所指出的，是否"祖母与孙辈可能比自己的子女更亲近"。可能祖母确实与孙辈更亲，但也可能只是因为关系不同而已。

需要一整个家族

在跟吉姆谈论这项研究的时候，我仍然有很多问题，关于祖父母和外祖父母是否有区别，关于孙辈的数量是否有影响。他也觉得我提的问题很好，需要给出回答。我们还开玩笑说，要开拓一项新的领域，研究构成家族系谱的社会关系之间的神经元关联。谁知道未来会如何呢？

曾经有一位美国有线电视新闻网（CNN）的记者要写一篇这方面的文章 [5]，所以采访了我，就像我当时对他说的一样，对我来说重要的是"研究显示，养育孩子整个的'家族'的成员大脑都发生了重大变化，并且改变的不仅仅是大脑"。

不只是祖母 / 外祖母……

祖父 / 外祖父也很重要。目前还没有针对祖父 / 外祖父开展的研究，但是我经常看到他们照顾孙辈。照顾的方式可能各不相同，但这对小孩、对祖父们自己以及对家庭都是有好处的。我和祖父在一起做的事和祖母不一样。我们一起看冰球比赛，与他相处，我学会了创造。他总是在发明各种东西，作为一个热心的园丁，他为我们的小农场做了好多贡献，让农场的日常活动更方便了。他爱我的祖母，并且尊重她。这很重要。

几个月前，我和我的朋友，同时也是合作者，即雅典国立卡波蒂斯坦大学的克里斯蒂娜·达拉教授一起在希腊雅典做一个项目。我们谈到希腊社会中祖父母的重要性时，她引用了一句谚语："我的孩子的孩子是我双倍的孩子。"这话说得很对，这可能就是祖父母的大脑所想的。

都是家长

作为本部分的总结，我想强调，尽管我们讨论了母亲、父亲和祖父母的大脑变化，但是"家长"和"家庭"的形式可以是多种多样的。家长可以是爸爸和妈妈、妈妈和妈妈、爸爸和爸爸、单身妈妈、单身爸爸、叔叔和婶婶、单身祖母、祖父母或有着其他称呼的养育者，血缘关系并非必需。我认为所有家长都有一个基本的养育脑，会根据各自的经历进行调节，包括当家长的时间[6]、孩子的性格、生活压力[7]、社会文化因素[8]、孩子的数量等，生物学因素也有着潜在的影响。养育脑会被驱动着去照顾孩子的需求并最终适应孩子。适应和变化，这很自然。养育孩子是一个错位和修补的过程，需要不断犯错和吸取教训。这不是凭本能的，而是随时间而发展的。

第四部分：

"福佑"之地也并非
一帆风顺……

第 16 章

产妇精神病小史 [1]

　　对于当妈妈的幸福，我们都听到耳朵起茧了。"你会很幸福！难以置信的幸福！"但事实上，成为母亲并不总是意味着幸福，甚至对有的人来说，很少时候是幸福和福佑。我用"福佑"这个词是因为你们可能听过克莱芒蒂娜·盖利有关母性与生育的播客（和书）《福佑故事》（*Bliss Stories*）。"福佑是指至福，是把一个孩子带到这世上的感恩时刻。需要有一个词汇来描述这凝固的一刻。"克莱芒蒂娜·盖利在一次采访中这样解释道 [2]。我喜欢女性在她的播客里分享她们的"福佑故事"。全部是她们自己的"福佑故事"，好的和没那么好的都有。大家都很坦诚地讲述自己怀孕和生产时的真实情况。这才是真正的生活。因为生育首先是对身体、行为和情绪的一种扰乱。你们知道吗？一直以来都是这样的。生育并不轻松，这甚至是身心健康问题高发的一段时期。下面的章节中，我会重点讨论抑郁、焦虑、创伤和双相情感障碍等心理健康问题，因为这些通常都和大脑的改变有关系。

生育后，超过 75% 的女性大部分时间是满意甚至幸福的，但也有很多人会面临中到重度的精神疾病，却经常被忽视或者说不为人所知。这些疾病一般都有身体上的因素，我们现在发现是和大脑的某些改变有关的。

事实上，母亲的精神疾病和大脑之间的关系并不是什么新事物。长久以来，母亲都要和自己的精神问题作斗争。知道自己并不孤单会让人得到安慰。问题在于精神卫生其他领域已经取得了不少进步，然而围产期精神疾病却并未获得应有的承认和理解。幸运的是，我们开始认识到围产期精神疾病与分娩导致的生理变化有关，而且这些变化通常关系到母亲的大脑，某些历史文献中也提到过相关内容[3]。

希波克拉底：第一位把生育与精神疾病联系起来的人

公元前 400 年，希波克拉底的《流行病》一书中出现了对于产后精神疾病最早的文字记载[4]。他简单描述了 9 个产褥期谵妄的病例。他认为，新手妈妈严重感染和发热后会出现这一症状。现在我们称之为"产褥热"。由于它是细菌感染导致的，所以产褥热现在不被视作典型的产后精神疾病。

不过，关于希波克拉底对产褥期谵妄的这些最早记录中，有三点令我震惊。第一，在 2 500 年以前，他就认识到了生孩子和精神疾病之间的关系，这就已经值得我们感谢了！我们现在都知道，年轻母亲，尤其是初产妇，在刚生完孩子的时候，因精神疾病入院的风险会增加[5]。

第二，希波克拉底的著作揭示了我们现在称之为"免疫功能"（他描述的发热正是免疫作用的表现）和谵妄之间的关系。如今，我们开始了解在没有感染和发热的情况下，免疫系统和产后精神疾病之间的关系，以及大脑的免疫细胞"小胶质细胞"与母亲的心理健康之间的关系。

第三，希波克拉底提出了大脑是了解产后精神疾病的关键。他还猜测，恶露（产后从子宫流出的液体）如果没有得到正确的引流，会流向大脑，引发激越（一种谵妄症状）和精神失常。得益于神经科学的进步，我们现在知道这种情况并不存在，但是产后和怀孕期间大脑的变化肯定和各种围产期精神疾病有关。

继希波克拉底之后，萨莱诺的特罗塔有关围产期精神病的论述[6]也很有名，她可能是 11 世纪的一位医学教授，又或者是 13 世纪的一位助产士（历史对此记载不一）。她曾写道："如果子宫过分潮湿，大脑就会充满水分，湿气流进眼睛里，会让她们无法自控地哭出来。"这段对产后抑郁的描述还挺生动的。母亲的大脑中盛满的水会通过泪水排出来……和希波克拉底一样，特罗塔把产后精神疾病归因于大脑中液体的累积，这再次表明了按照这种病理学观点，体液和大脑之间的重要关系。

中世纪时期，欧洲对于围产期精神病的观点有了变化。人们似乎不再把新手妈妈的精神疾病归于发热或感染，而将其定性为是一种出自"母性本能"的精神错乱，症状从忧郁或深切的哀伤到对新生儿的怨恨，程度各不相同，极端情况下还会发展为虐待孩子和杀婴。当时的社会不理解这种精神错乱，患病的母亲被认为是女巫或巫术的信徒。这不奇怪！当时的人们把谴责对象（通常是女性）都看作是女巫，会把她们放在柴堆上烧死，或者执行别的什么时兴的惩罚……

我12岁的时候去过苏格兰的爱丁堡。在一次参观中，有人跟我说，中世纪时，如果一个女人被认为是女巫，就会被丢进河中。如果她没淹死，毫无疑问，她就是女巫，然后会被放在柴堆上烧死。如果她淹死了，说明她不是女巫。总之，怎么都是死。还好现在我们不会再把患了精神病的母亲放在柴堆上活活烧死，但是我们还是会谴责她们，说她们是"坏母亲"。可能说到底情况也没太大变化？

直到19世纪初，人们还把产后抑郁和谵妄视作"母性本能"的精神错乱。然而，早在17世纪初就有了对于新手妈妈的焦虑症和强迫症的记载，只是当时没有得到应有的关注。

19世纪中叶，人们才开始认识到除发热导致的谵妄以外，怀孕、分娩和产后对于产妇精神健康的影响。需要指出，这些"产妇的状况"并不全被看作精神疾病，尤其是涉及到精神失常和杀婴时，会被视为法医学的一部分，即"运用医学知识确定民事或刑事司法案件事实的医学领域，比如对可疑死亡的死因和时间进行调查"[7]。我举个例子，巴黎医生让·埃蒂安·埃斯基洛曾在 1845 年记录过一例与发热无关的产褥期谵妄病例，这是最早病例之一。他认为这个病例和他在书中所写的精神疾病毫无关系："这些发疯的女人会杀了自己刚生下的孩子，对此，我不想再多讲了。不是只有佯装的羞愧、困窘、害怕、苦难和罪行导致杀婴，让产妇失去理智的谵妄有时也会导致她们痛下毒手。有一个女孩怀孕了，没办法隐藏自己的肚子，还特意做了一件衣服，生产前她向所有人展示自己怀孕了。她在晚上生下了孩子；第二天，大家发现她躺在床上，而孩子在厕所里，被用怀疑是剪刀的工具捅了 21 下……几天后，她接受审问，承认了自己的罪行，但没有自我辩护，也没有表现出一丝悔意，而是开始绝食。这个女孩难道不是谵妄发作吗？不过，这个案件和类似事件属于法医学的范畴了，和我这里要讨论的无关。"[8]

感谢马塞先生！

直到 1858 年， 一位曾经师从埃斯基洛的法国医生路易·维克多·马塞才写下了第一本关于女性孕期和产后精神疾病的专著，书名叫作《论孕妇精神病》（*Traité de la folie des femmes enceintes*），这是第一本关于怀孕和产后这个生育转折时期的疾病汇编。感谢马塞！他指出，这一时期常见的精神疾病为抑郁症（忧郁症），也会有躁狂和躁郁的症状出现。他还指出，随着孕期的推进，这些精神疾病的症状会逐渐减轻，不过目前我们并未观察到这种情况。

有趣的是，马塞并不认为怀孕的时光是幸福和喜悦的，尤其是对于之前就患有精神疾病的女性来说。当时的医生都把怀孕看作是对罹患精神病女性的治疗"处方"。但马塞对此表示强烈反对。他知道，怀孕并不一定让女人幸福。顺便问一下，我们是从什么时候开始把怀孕和做母亲当作幸福的同义词呢？

马塞注意到，产后精神疾病是所有围产期"精神病"中最常见和最严重的情况[9]。他论述了躁狂症、抑郁症、谵妄状态和其他精神疾病，并且指出，相比其他生命阶段，这些疾病在产后有时会表现出不常见的特点。他承认产后精神问题的复杂性，它们有时并不会在产后立即出现，而是在几个月后。虽然他对于围产期焦虑的针对性论述不多，但他还是指出："当患者（女性）由于遗传因素、既往病史或过度神经敏感而易罹患精神疾病时，怀孕、分娩和哺乳可能会带来灾难性的后果。"

马塞这本关于围产期精神疾病的著作在 1858 年出版以后，并未获得应有的重视，但他的贡献永存于世。他的名声可能更多来自马塞国际围产期心理健康学会[10]及其分会——法语国家和地区马塞学会[11]。这是一个"致力于为父母及其婴儿的产前和产后心理健康研究和援助提供支持的跨学科组织"。我很喜欢想象马塞知道自己启发了这么多人后吃惊的样子。

马塞之后

19世纪末，从事与分娩有关的精神疾病研究，特别是双相情感障碍研究的德国医生埃米尔·克雷佩林曾写道，"精神错乱"是"发梦般的混乱、对于现实的错觉或幻象般的扭曲和精神运动性激越的一种急性症状"，常在产后出现。现在我们大概会认为这是产后精神错乱，但克雷佩林认为这是伴随抑郁心情而出现的，让人想到双相情感障碍。他指出，孩子的出生是女性情绪的强力触发器，但怀孕也会对一部分罹患双相情感障碍的孕妇起到保护作用。如今，有研究已经证实了该观点，怀孕对某些女性双相情感障碍的发展会起到积极的作用[12]。

和马塞一样，克雷佩林对孕期和产后的围产期双相情感障碍研究一直被许多人忽视，但是他的论述和观点到今天仍然很有现实意义。举个例子，克雷佩林的研究重点揭示了生产、睡眠不足、精神病史都是产后双相情感障碍的诱发因素。得益于现在的研究，我们知道所有这些因素都会增加罹患产后双相情感障碍的风险。

20世纪中叶到末期，伦敦精神病学家查尼·库马博士[13]是围产期精神病学专业发展的关键人物。他凭借对产后精神疾病病因、后果和治疗的研究而蜚声世界。他最大的成就之一是让公众、医生和学者意识到产后精神疾病的存在以及它对母亲、孩子和家庭的影响。他也是我上面提到的马塞国际围产科心理健康学会的创始人之一。

其他主角们

相信你们也发现了，历史上，有一些人已然在捍卫我们今天所理解的围产期精神疾病的理论。近些年来，不同专业背景的精英们带着各自的经验登上舞台，为改善围产期精神病的认知和治疗开辟了道路。我首先想到的女性人物大都是在美国：凯瑟琳·威斯纳博士、凯伦·克莱曼（产后压力理论创立者）、萨曼莎·梅尔泽－布罗迪博士、艾拉妮丝·莫莉塞特和克莉茜·泰根。在法国，还有一些临床医生的名字值得一提，尤其是尼内·格朗若博士、安妮·洛尔·萨特博士、若埃尔·罗切特·古列尔米博士、雅克·达杨博士和米歇尔·杜尼阿博士。我们有许多领军人物，但也有很多要学习的东西，尤其是孕期和产后和精神疾病相关的围产期大脑变化。

围产期精神病在很大程度上属于与神经科学、个人经历和生理学相关的生物学范畴，都是可以治疗的疾病。随着研究和了解的深入，我们有越来越多的预防措施来改善对之沉默忍耐的各位母亲和父亲的生活状况。但是，只有政府、科研院所、卫生保健机构、科学家和大众都把家长的心理健康看作优先事项，我们才能切实提高孕产妇的健康水平。

2 500 年前人们就知道大脑和孕产妇精神疾病有关，然而直到今天这方面还有很多未知领域。下面的章节中我会讲述我们所知的内容，还会简单谈几种与生育相关的精神疾病；你们中的一些人会发现自己经历过，或者可能正在经历。如果你们怀疑自己出现了心理问题，别犹豫，去和你们的医生、助产士或是健康专家聊聊。还可以联系忧郁妈妈（www.maman-blues.fr）和产后支持国际（www.postpartum.net）获取更多的信息和支持，我是后者在法国的联络人。

第 17 章

不要强迫妈妈必须感到幸福！

在生完双胞胎女儿不久，美国知名演员丽贝卡·罗梅恩（我对她的印象主要来自几年前她在电视剧《丑女贝蒂》中饰演的经典的女老板角色，我看了好多遍）在 2009 年《优家画报》的一篇文章中，是这样描述她当妈妈的心情的："成为母亲让我感觉自己完整了，就像是理解了生命的意义……我只想做一件事，那就是一刻不停地盯着宝宝们的眼睛！"成为母亲能让人理解生命的意义——这是一幅理想的画面，尤其当这是一位双胞胎妈妈说的！你们应该看看这篇文章的配图：女演员怀中抱着两个可爱的小女孩，看起来整个人都散发着光芒。当然，有了孩子感到幸福很正常，但自此"理解生命的意义"（先不提丽贝卡产后仅仅几个月就完全恢复的事实），这是真的吗？可能她有足够的钱来雇佣奶妈、保姆和女佣，我们都知道这能让事情变得容易很多。又或者，她和很多妈妈一样，只是在营造正面形象，而实际上在默默忍受着痛苦。我也想像她一样，有了孩子还能那么光彩照人。在这里我想说，我们周围充斥着母亲的"福佑"故事,事实上,这并不总是当事人的真正感受,对很多妈妈来说,成为母亲并不能为生活带来幸福。

雅克·达杨博士在《产后抑郁》(*Les Baby blus*)[1] 一书开头就声明:"怀孕和生育经常被认为是充实而快乐的时期。然而,社会的这种理想化塑造可能会导致对怀孕女性或产妇所面临的困难的否认。"说得太对了。

2006 年,我在大学里读到了当时刚刚出版的一本书:《穿越风雨:我的产后抑郁症之旅》(*Down Came the Rain: My Journey Through Postpartum Depression*)。作者是美国著名演员和模特波姬·小丝,她最广为人知的角色应该是 1980 年的电影《青春珊瑚岛》里的角色。这可能是第一本有关产后抑郁的较有知名度的大众书籍。这本书出名的部分原因是汤姆·克鲁斯在美国的一个全国电视台上,对波姬·小丝与抑郁症的斗争以及吃抗抑郁药物的事发表了可笑的言论,这正反映了社会对新手妈妈们的苛责。汤姆后来道歉了。在书中,波姬·小丝说她对于"天使般的宝宝"爱不起来,并为自己不想待在孩子身边而深感罪恶。"我的眼泪又开始涌出来,我开始确信自己当不了母亲""我曾看向窗外,幻想自己跳下去。最后我感觉这不一定奏效,因为楼层没那么高。而这让我更加心烦意乱"。这种罪恶感、孤独感、无能感和逃离生活的愿望,很多新手妈妈都会有。我要为波姬·小丝鼓掌,为像她一样选择讲出自己的故事,讲出与产后抑郁所作斗争的所有其他人鼓掌。幸好经过治疗后，她们康复了。治愈是有希望的。

产后抑郁症可能是最有名、讨论最多的孕产精神疾病了。它包含一系列症状，一般至少持续两周，且占据一天中的绝大部分时间。具体症状有心情抑郁及持续性悲伤、对几乎所有活动都兴趣减退、睡眠习惯改变、体重变化、疲劳、激越、无用感、无法集中注意力、愤怒，时常想到死亡和自杀。近些年来，"围产期抑郁症"一词越来越常用于指生育所带来的孕期和产后的抑郁症 [参见美国精神医学会《精神障碍诊断与统计手册（第 5 版）》（DSM-5）标注 [2]]。

需要指出的是，在法国，自杀是围产期第二大死亡原因。最近的一项报告 [3] 显示："72% 的病例都得不到良好的照顾，91% 的自杀是可以避免的，主要原因包括多学科治疗的缺失、医疗体系与患者需求的不匹配。"这个结论并不新鲜，加拿大、英国，以及其他国家的研究也显示，自杀是母亲的主要死因之一。加拿大的一项研究结果 [4] 很沉痛："孕期或产后自杀的女性中，39% 的人曾在生命的最后几个月寻求过心理健康方面的帮助。"很明显，心理健康治疗太少也太迟了，我们可以做得更好！我们应该改善孕产妇精神疾病的筛查和治疗方式。对此，我能写个好几章，但既然我是来讨论大脑的，还是把话题限于大脑的范围吧。别让我在这里发泄大家对母亲心理健康问题普遍忽视的怒气。

我还要指出围产期抑郁的几个风险因素，尤其是抑郁或焦虑病史、压力、家庭暴力、社会支持缺失、家庭收入低、其他健康问题、停用抗抑郁药物，以及一些我后面会说到的生物学因素，因为我们还未明确生物学因素和围产期抑郁之间的联系。

我们很难给出围产期抑郁的准确发病率，因为每位母亲的症状都不一样，有的是因为被指责不为当妈妈而开心（所以很多人是在默默忍受！），还有就是缺乏对孕期和产后精神症状的系统化检查。我们会常规筛查诸如妊娠糖尿病（这种疾病影响着法国 7% 的孕妇[5]），然而我们却不对抑郁症和焦虑症进行筛查（大约 15% 的女性会出现中到重度的抑郁和焦虑症状）。

世界卫生组织（WHO）称[6]，全世界大约 10% 的孕妇和 13% 的产妇会患上精神疾病，其中主要是抑郁症，在发展中国家，这一比例还会更高，分别是 15.6% 和 19.8%；严重时，母亲们承受的痛苦甚至会导致她们自杀。当然，精神疾病不止严重折磨母亲，还会影响孩子的成长以及母亲的其他社会关系。WHO 随之明确指出，孕产妇的精神疾病是可以治愈的，甚至非专业的卫生保健机构在经过培训后也可以进行有效的干预。母亲的精神疾病可以治愈，围产期抑郁可以治愈。你会康复，还有希望，记住这点很重要。通常的治疗手段有个体心理疗法、小组心理疗法和左洛复等抗抑郁药物（是的，孕期和哺乳期也可以吃。如果有人跟你说不可以，告诉我，我会把这方面的研究结果给你——我已经做了 10 年这方面的研究了！）。

神经生物学方面呢?

2017 年,我和我的良师益友约瑟夫·朗斯坦教授(密歇根州立大学)、艾莉森·弗莱明教授(多伦多大学密西沙加分校)为细胞出版社的著名期刊《神经科学趋势》杂志合作撰写了一篇文章[7]。我们需要回顾当时有关围产期抑郁症和焦虑症如何影响女性大脑的所有文献。

艾莉森是几年前我在多伦多大学的博士论文答辩委员会成员之一。她是研究母性大脑的世界级专家。她了解得如此之多,堪称"母性大脑研究之母"!我很崇拜她!乔[8]是我很好的朋友和合作者,他对于母亲大脑也很了解,特别是在孕产妇焦虑症的神经生物学方面,下一章中我会详细展开。

在我们开始查找产后抑郁症的文献时(因为实际上没有关于抑郁症和孕期大脑的任何研究),我震惊于这方面的研究居然屈指可数。直到现在,我学术生涯的绝大多数时间都投入到了母体海马体研究,以及压力和抗抑郁药物对于母体和啮齿动物模型母亲和发育中的后代的影响。所以我之前并未关注女性的成像数据。遗憾的是,当时这一领域的研究并不多。我们查找截至 2017 年有关孕期或产后出现抑郁症状的妇女的大脑成像研究时,最多只有 25 篇有关产后抑郁的神经生物学文章,关于孕期抑郁的神经生物学文章则一篇都没有。

让我们先花一分钟时间来回顾一下 WHO 的说法，正视这个问题：10% 的孕妇和 13% 的产妇会患上精神疾病，主要是抑郁症，发展中国家的发病率还会更高。也就是说，受此影响的女性比妊娠期糖尿病（7%）多，大概率也比大部分与分娩有关的其他疾病多。然而，只有 25 项研究（可能现在多了点）关注围产期抑郁对母亲大脑的影响。我们应当为此而感到愤慨！

你们可能会认为，精神病人大脑变化的研究也不多……2020 年，我参加雅克·达杨博士在雷恩组织的"生育中的暴力与支持"研讨会时，曾对这一领域的研究数量做过评估[9]。我去 PubMed[10]（国际知名的检索服务平台，拥有绝大多数的医学研究目录）查询过。使用"抑郁症""MRI（磁共振成像）"和"大脑"等关键词查找，我找到了 9085 篇使用大脑成像技术研究女性和 / 或男性抑郁症的文章。9085 篇！和关于患产后抑郁的女性的 25 篇比比！哇哦！

孕产妇精神疾病很常见，对于孩子也有很大的影响，而这研究现状着实令人震惊，太悲哀了。为什么我们对于产后情绪困扰的神经学基础的理解只是建立在不到 25 项对于产后妇女的功能性磁共振成像研究之上？可能是因为产后抑郁的症状太过常见（高达 80% 的北美女性有过产后"忧郁"），即使临床表现再严重，这些精神疾病也还是会被看作是正常现象，而不是病理学意义上的，因此得不到学界应有的重视。这种忽视的另一原因，可能性更大的一个原因大概是——尽管不怎么政治正确——这些疾病大都限于女性群体，而这一群体长期以来就被科学界，或被精神卫生及许多其他课题忽视（虽然现在我们知道，4%~6% 的新手父亲也会患上产后抑郁，见下一章节）。也可能是长期以来，人们认为孕产妇的这些精神疾病和女性其他生命阶段的疾病没什么不同，不值得特别定义。但是，事实并非如此。

产后抑郁的大脑

我们在文献综述中指出，产后抑郁症与其他阶段的抑郁症以及无子女者的抑郁症在神经生物学方面不一样。产后抑郁症和无子女者的抑郁症都涉及到同样的脑区，但是这些脑区的关联方式和对环境的反应不同。

别忘了我在这里讨论的是大脑成像的数据，我们用磁共振成像仪扫描妈妈们的大脑，记录下她们什么也不干和看到图片（一般是宝宝图片）或听到宝宝哭声时的大脑图像。当这些标志物（图片或声音）出现在她们面前时，她们的大脑会做出反应，我们就可以测量总体活动或者血流的变化。这种成像方式也可以用来研究某些脑区的体积变化。

虽然直到目前为止，我们没有研究完所有的脑区，但我们从动物样本实验和对无子女者的其他研究中得知，大脑的一些中心区域与抑郁症及生育相关。实验人员随后研究了表现出抑郁症状或被诊断为产后抑郁的母亲这些脑区反应的不同之处。

现在，我们普遍认为抑郁症和大脑皮质和皮质下区域的改变相关联，如前扣带皮质、岛叶、眶额皮质、杏仁核、纹状体和海马体。这些脑区都在协调母性行为中发挥了作用。我们的论文还指出，患有抑郁症的母亲不同脑区之间的关联可能被打乱，这表明产后抑郁对大脑的改变很大。

当然，几乎没有一个脑区能单独负责一个行为结果，因此需要指出，产后抑郁期的脑区激活的改变可能导致女性与照料、共情、压力、动机、情绪、奖励和执行功能相关的关键神经网络也出现变化。

杏仁核是大多数（数量有限的）女性产后抑郁症研究主要关注的脑区。它对于处理情绪刺激很重要，并且在整个大脑中建立了最基本的连接。鉴于产后抑郁症的一大特点是快乐的缺失，弗莱明教授团队[11]最近探索了母亲对于来自婴儿（笑容）的积极刺激和其他积极刺激源的特定大脑反应。研究发现，临床诊断为产后抑郁的母亲的右杏仁核对于婴儿和非婴儿的积极照片的反应都较大，但是看到自己孩子和其他孩子的照片时，杏仁核和岛叶皮质之间的连通性比非抑郁症母亲更低。此外，杏仁核和岛叶皮质连通性的降低与抑郁和焦虑症状的加重相关。它们只对来自婴儿的刺激源表现出了明显差异，并非针对所有积极情绪刺激源。另外，杏仁核和岛叶皮质的连通差异还和母亲与婴儿的互动方式有关，由母亲在母婴互动中的敏感性测量而得。因此，患有产后抑郁的母亲大脑中，涉及高度参与处理社会和情绪相关区域、身体的生理信号截取（岛叶皮质）以及主观情绪体验和行为评估的重要区域表现出反应和连通性的改变。

大脑的这些变化是发生在产后抑郁之前还是之后还有待确定，但我怀疑心理变化和神经生物学变化是同时发生的。我要再一次强调，孕期抑郁很常见，它大概涉及到相似的脑区，但可能针对不同信号，反应有所不同。我希望将来的研究可以搞清楚这一点。

围产期抑郁 vs 重度抑郁

如我解释的那样，产后或围产期抑郁不是简单的重度抑郁。虽然除了产后抑郁会强调婴儿、家庭且症状出现于围产期以外，产后抑郁和重度抑郁的很多症状都一致，但它们的神经生物学表现是不一样的。举例说明，与婴儿无关的情绪信号，如感人的话语等，会让产后抑郁患者杏仁核和纹状体的激活水平降低。但是，与之类似的情绪信号会让重度抑郁患者杏仁核和纹状体的激活水平提高。因此，不能简单把对于重度抑郁的神经成像研究结论推广到产后抑郁上，这可能会导致我们忽略母亲的情绪对于关乎养育行为的重要脑区的特殊影响。

我们当时写这篇综述[12]时,还没有一项同时对比母亲和非母亲大脑变化的研究。如果有对比研究,可能就会发现产后抑郁具体引起的变化类型。2019 年,艾莉森·弗莱明教授的一位学生阿雅·杜丁发表了她的研究[13],是关于患有产后抑郁的母亲和患有"典型"抑郁症的女性在看到宝宝的笑容或自然界美景时,杏仁核的变化情况(通过 fMRI):这是在围产期抑郁研究领域中第一次进行这种比较。阿雅发现,患有产后抑郁的母亲的杏仁核对于宝宝笑容的反应比其他母亲、重度抑郁女性(非母亲)和不抑郁的女性(非母亲)都大。这项研究结果为产后精神病人大脑活动变化的独特性补充了论据,相关的治疗应该更有针对性地瞄准大脑的这些变化。

激素在其中的作用呢?

上一章中我提过,2 500 年前的希波克拉底曾猜测,激素(当时他用的不是这一名称)可能会影响大脑,诱发产后精神疾病。他是一位智者,这是一个重大的发现。但是 2 500 年后,我们还是在原地踏步。我们知道雌二醇和皮质醇等激素对于孕期和产后抑郁发挥着作用,但不知道如何发挥作用。我最近查找了这方面的文献[14]。有研究发现,一些女性分娩后雌二醇水平的下降可能导致产后抑郁,而另一些女性循环皮质醇(一般被视为一种压力激素)的升高则可能和孕期抑郁有关。

最近还有研究发现，循环皮质醇浓度和产后抑郁情绪之间的关系遵循时间曲线，皮质醇浓度越高，处于产后第一周的女性的心情越抑郁。但是几个星期或几个月后，皮质醇浓度越低，心情越抑郁[15]。事实上，我们还不完全了解与围产期抑郁相关的所有生物学因素。我认为这是激素、基因和环境因素的共同作用，但还需要进一步的研究。

"如果我早点知道……"

我们当然应该加强对于围产期抑郁的神经生物学的了解，包括孕产妇精神疾病如何扰乱神经网络对于育儿、母婴关系和家庭的调节作用。但是，可能我们更应该把我们所知的，有关大脑如何随围产期抑郁和生育行为而改变分享给大家。

我这么说是因为女性们想要知道。在《波士顿环球报》2018年的一篇文章中[16]，美国作家和编辑切尔西·科纳博伊写道："我当时不知道而需要知道的是，我正身处自己成年阶段最迅速、最惊人的神经生物变化之中。我和许多新手妈妈们感到的混乱不安可能是，或者说至少部分是大脑结构和功能变化的一种表现，这些变化通过母亲传承了数千年，意在把我塑造成一个照护者，拥有强烈的保护欲和驱动力，为了宝宝的生存和健康成长而不遗余力。"我和切尔西聊过，并惊讶地了解到她在知道大脑因生育而发生变化后得到了很大的安慰。自那以后,不少妈妈和从事与新手妈妈相关工作的健康领域专业人士都跟我说过,知道生育会改变大脑对所有人来说都很重要。对于妈妈们的心理健康而言,这是必不可少的。

2020 年夏天,我和英国获奖小说家艾玛·简·恩斯沃斯讨论过。2021 年 5 月,她出版了一本关于自己产后抑郁经历的书籍,我推荐你们阅读,书名起得很贴切:《风雨之后:产后抑郁和初为人母的全新世界》(*After the storm: Postnatal Depression and the Utter Weirdness of New Motherhood*)[17]。她在其中强调了了解事实的重要性:"如果当时我知道自己的大脑正在发生那么巨大的变化,知道那些反常的情绪都是初为人母的正常体验,在因此而搞砸其他事情时,我可能就不会那么责怪自己,那么有挫败感……"

我多么希望她当时就知道。

第 18 章

好妈妈也会有可怕的念头

生孩子前几年，当我还在读博士的时候，记得我和一位孩子大概两三岁（我记不太清了）的朋友一起讨论，她是这样说的："当你成为母亲后，你每天会想到一百种孩子受伤的方式，这很正常。"我听到这话时很吃惊，但当时我对此还不太了解。

那时我正在研究母亲的大脑，主要是和记忆有关的大脑变化而不是焦虑症相关。我记得我当时不是很理解她的话。我怎么会懂呢？我当时还不是妈妈，也没有太多已为人父母的朋友。我不懂担心孩子是什么样的感觉。我只知道，要记住这个重要信息，将来会用到——有了孩子以后，焦虑和担心都很正常。

《好妈妈会有可怕的想法》（*Good Moms Have Scary Thoughes*）[1]是围产期心理健康医生和作家凯伦·克莱曼所著的一本书的书名。她是产后压力中心[2]的创始人和执行董事，还是帮助艾拉妮丝·莫莉塞特[3]对抗她称之为"产后活动"（混合了抑郁、焦虑、一堆激素问题和一堆神经生物学问题）的治疗师。艾拉妮丝是加拿大人，我十几岁的时候就是她的粉丝了。在她讲述了她的 3 次产后故事后，我更是成为了她的无条件支持者。她 2020 年的新专辑中有一首关于她产后经历的歌曲：《诊断》。如果你们没听过，我建议听一下。我还很喜欢她的《闪耀》这首歌。

好妈妈也会有可怕的念头，的确如此。和父亲们一样（见第 14 章）……凯伦·克莱曼在书中写道，"超过 90% 的妈妈对于孩子和自己会产生可怕的侵入性思维"。这些念头的主题各不相同。有的是关于孩子受伤或死亡："如果他醒不过来？"有的是关于母亲自己给孩子带来的危险："如果我把宝宝给摔了？""如果我让婴儿车从山上滚落？"。这些想法很可怕但也转瞬即逝。而且，只是念头而已，这正是有时难以理解的地方。想到并不意味着事情无法避免。想到的事情可能会发生，但更可能永远不会发生。

心理学家和研究员彼得·劳伦斯在《英国全科医学杂志》上发表了一篇文章，他建议告知被这些令人焦虑的侵入性思维所困扰的父母这 3 件事：

1. 这些对孩子不利的侵入性思维或画面在人群中很常见。

2. 有这些侵入性思维的家长并不比其他家长更有可能故意伤害孩子。

3. 没有必要回避产生这些侵入性思维或画面的触发物或触

发情况。回避反而会提高这些念头和／或画面出现的频率。

说起来容易做起来难，事实上这些侵入性思维和不安在怀孕后期和产后很常见，也很正常。念头只是念头。

焦虑的形式多种多样，从某种程度上来说，这是健康的表现。我们想要处于警惕状态来保护和照看自己的孩子，提前预见可能发生的事情就很重要。我们的生物学格式就是想要我们的孩子存活，所以适当的焦虑对孩子的健康来说可能是必要的。只有当不安和恐惧主导了我们的生活，让我们整日惊慌失措时才构成问题。

很多新手父母会被超过正常"健康"水平的焦虑所裹挟，但他们通常都默默承受，担心他们的恐惧会受到指责和吓到别人，怯于承认自己出了问题。

正常的不正常

我们对于孕产阶段的焦虑问题讨论还不够，事实上，我们对于所有焦虑问题都讨论得不够多。大概 30% 的人都会在人生的某个阶段遭受焦虑症的困扰。三人当中就有一个。你们想想，这个比例有多高。我曾经就是其中之一。快完成我的博士论文时，有一段时期，我脑海中经常出现侵入性思维，简直让我崩溃。经过一段时间的持续治疗后，我学会了管理自己的压力，能够控制这些念头了。

幸好我怀孕期间和生完孩子以后没有经常出现侵入性思维。我会想到各种各样的"如果"（"如果我对孩子做了这个或那个会怎样"）。这些念头都没有让我惊慌或哭泣，因为我已经学会了处理它们，深呼吸并放下这些念头。但它们还是会出现，直到现在偶尔也会有……比如说，我曾想到："我们的孩子不应该睡在楼梯顶上的房间，因为一旦有人在夜里闯入家中，他们会第一个遭殃。"这正常吗？可能是的。我知道这有点牵强吗？是的。我的孩子们有睡在楼梯顶上的房间的吗？没有。我感觉自己不是"直升机母亲"[4]，但我和你们当中大多数人一样，有时候会有这些令人焦虑的念头，它们不知从何而来，甚至有点极端。我可以让它们自然过去，但是有的妈妈很难停止这种焦虑的循环。

为什么我们不多讲讲围产期焦虑症？我认为有一个原因是它常和抑郁症同时发病，或者可能在抑郁症之前发病，而无法提前发现。对此，我曾经咨询过不列颠哥伦比亚大学的精神病学副教授、注册心理学家和围产期焦虑症专家妮科尔·费尔布拉泽博士。为什么过去我们对产后（或围产期）焦虑讨论不多？经常听到一些公众人物讨论产后抑郁（经常包括焦虑症状），但为什么没有关于围产期焦虑的？她回答道："这是个好问题。我也不知道为什么，很难让大家像重视抑郁症一样重视焦虑症，即使现在情况正在变好。奇怪的是，围产期焦虑症的发病率是围产期抑郁症的 2 倍……真让人沮丧。"她还提到，如果你去问问那些和妈妈们一起工作的人，就会发现妈妈们说的通常都是焦虑。

我试图寻找有没有哪个名人说到过自己围产期焦虑的经历，但没有找到。我在谷歌上输入"患产后焦虑的名人"，首先跳出来的搜索结果都是患产后抑郁的。谈论围产期抑郁是打破禁忌所必需的，但我想是时候谈论围产期焦虑了。这个问题真实存在，或许和围产期抑郁一样让人无力。

最近有研究 [5] 指出 13%~21% 的孕妇和 11%~17% 的产妇存在焦虑症的临床表现。差不多占了 1/5。这个比例很高。想想你的 5 位妈妈朋友，其中就有一位患有临床水平上的焦虑症，可能需要某种形式的治疗。可惜，焦虑症却经常被看作围产期抑郁症的一部分。在美国和加拿大，"产后"一词经常被单独用来指代产后抑郁和 / 或焦虑。所有母亲都会有产后时期，这是一个阶段而不是一种病症。

2020 年，萨拉·门柯迪克出过一本关于"美国母亲们沉默的恐惧和危机"的书，书名叫作《正常的不正常》（*Ordinary Insanity*）。在萨拉写作这本书的时候，我和她讨论过母性大脑的话题。有声书一发布，我就收听了。她在书中分享了自己初为人母时患 OCD（强迫症）的经历，以及其他一些母亲与恐惧和焦虑作斗争的故事。她写道："我无法把它们（恐惧和焦虑）和新手妈妈们的'正常'行为分开，无论是文化方面、医学方面还是社会方面。我无法在我的恐惧和更深处的疾病之间划下一条界限。"

坏念头

我把"焦虑"一词作为统称使用，但涉及到焦虑症状的焦虑症有好几种。焦虑本身是指"对未来威胁的预见"[6]，这个概念很宽泛，对于焦虑症种类的划分也存在着争议，但那已经超出了本章的内容。对于围产期焦虑，研究发现，广泛性焦虑症、惊恐障碍、强迫症[7]和特异性恐惧症是最常见的类型[8]。不存在专门的围产期焦虑症。以上这些病症是对于人生任何阶段都会出现的焦虑症的划分。这种划分有其逻辑所在，但是围产期特定的焦虑通常是围绕孩子产生的，这让它与众不同。

总之，广泛性焦虑症是指任何时期的，对于不同话题、事件或活动表现出过分的焦虑和不安。这种焦虑和不安很难控制，通常持续至少 6 个月。惊恐障碍是指恐惧的突然发作，伴随有强烈的精神和身体症状，如窒息感、恶心、头晕、出汗等。强迫症一般是指"导致重复做某事（强制行为）的反复出现和非自愿的想法、观念或感觉强迫观念"[9]。特异性恐惧症是"对实际上几乎或完全没有真正危险的事物的一种强烈和非理性的恐惧"[10]。

以上就是对于围产期常见的焦虑症的简要总结，但我想指出，实际的诊断标准更为复杂。如果你觉得自己被其中某个病症所困扰，不要犹豫，去咨询医生。

由于焦虑，大脑错乱了

切尔西·科纳博伊写道 [11]："我大儿子出生后的几个星期，我每天浪费自己好几个小时的宝贵睡眠时间去确认摇篮中的他是否还在呼吸，或者在晚上用我发着蓝光的智能手机在谷歌上搜索看起来可能成真的潜在危险。其中，我和丈夫发现墙上的含铅涂料（一种切实的风险但可控）把我们的新房变成了危险的空间。我不停地擦洗我们的地板，但我的脑海中总有挥之不去的画面：自己抱着那么小、那么脆弱的孩子，被一团有毒的尘埃云一直追着跑，从一个房间到另一个房间……我害怕自己内心深处的什么东西——我的情绪、我看世界的方式、我自己——发生了变化。事实上，是最基本的东西改变了——我的大脑。"

你的大脑是如何被围产期焦虑改变的？这是一个尚未有答案的大问题。我们知道生活中很多因素都会增加孕期或产后焦虑的风险 [12]。焦虑症或其他精神病史、分娩并发症、社会支持少、收入低和教育水平低等因素都会增加母亲们罹患焦虑症的风险。但不要忘记，这只是患病风险增加，而不是说必然会患病。至于围产期焦虑的生物学原理，我们还所知不多，尤其是神经生物学方面。这是由于围产期抑郁和焦虑一般都被当作"围产期抑郁"一起研究，尽管很多女性患的只是其中一项病症。

让我们来看一下围产期焦虑对大脑的影响。我在上一章中提到过，我曾和密歇根州立大学的心理学教授、围产期焦虑症的神经生物学专家约瑟夫·朗斯坦一起工作。我们在《再访妈妈脑》[13]的一期中谈论过这一话题，主要谈到了以下几点：不管焦虑症状是否出现在围产期，它所涉及到的脑区都和围产期抑郁类似。重要的是了解这些脑区的激活方式或神经化学物质的运行方式。

总的来说，大脑的"焦虑症典型网络"集中于杏仁核，这个脑区我已经谈到过很多次了。它在恐惧和焦虑（还有其他情绪和许多别的方面）中起到了主要作用。杏仁核不是单独作用的：与杏仁核相连的 BNST（终纹床核）可以监督威胁，并通知杏仁核如何反应。大脑上部的皮质区域也发挥了重要作用，它们负责"决定"值不值得为某件事情而担心。这些皮质区可以在 BNST 和杏仁核给位于大脑后部的 PAG（中脑导水管周围灰质）发出信号前，让它们先平静下来，并告知它们是否给出焦虑反应。当然，其他的一些脑区也参与其中，相信这些关键脑区已经让你了解到这一网络的复杂性了。

除了上述脑区，一般性焦虑症还会伴有许多神经化学变化。虽然说这项研究主要是通过动物模型进行的，但是类似的神经化学物质也涉及到人类的焦虑症。乔确信有"一系列的神经化学物质需要共同协作，以达到减轻孕产期间焦虑的效果。包括有 Gaba[14]、血清素、催产素、黄体酮和雌二醇。无论哪个系统的微小变化都会改变母亲的焦虑情况，就像是一支管弦乐队。每个系统在产后不同时间发生不同方式的改变，它们共同协作以创造照顾孩子的理想情感状态"。他还解释道，围产期焦虑症没有单一的神经化学物质来源，是十几种物质在交织影响、共同作用。

关于女性围产期焦虑的大脑活动有不多的几项研究[15]。弗莱明教授的实验室借助 fMRI 技术研究发现[16]，在看到自己孩子或其他孩子的照片时，更为焦虑的母亲（通过焦虑问卷确定）的杏仁核更活跃[17]。这些女性对于自己孩子的照片所表现出的积极感觉也更少。焦虑水平较低的母亲则只有在看到自己孩子的时候，杏仁核反应才会增强。

该研究团队随后还发现[18]，高度焦虑的母亲（不一定抑郁）杏仁核和岛叶皮质间的功能性连接较弱，而后者涉及到包括共情等社会情绪在内的多种功能。这意味着杏仁核－岛叶通路是让焦虑的母亲们降低育儿敏感度的基础。

通过对脑部活动的脑电图检查，耶鲁大学的海伦娜·卢瑟福博士和同事发现[19]，看到婴儿的中性表情（不哭、不笑）时，焦虑程度高的母亲比不焦虑的母亲的大脑反应更强。有趣的是，看到婴儿的悲伤表情时，两组母亲的大脑活动类似。据此研究结果推论，焦虑程度高的母亲对婴儿表情中潜在威胁的解读有所偏差，这可能加重了她们焦虑的感觉，导致恶性循环。

激素是否牵涉其中？

和围产期抑郁症一样，一般认为类固醇激素或肽类激素在围产期的剧烈或快速波动对于围产期焦虑症的发作也起到了主要的作用[20]。由于某些未知的原因，确实有部分女性对于激素变化的负面影响较敏感。可惜的是，虽然有大量证据表明激素变化会导致经期焦虑和抑郁，却很少有研究探讨激素在围产期焦虑中的作用。希望有一天我们能更好地了解母亲们在患焦虑症期间发生的激素和神经化学方面的变化。

但是大家要知道：围产期焦虑伴随着大脑的改变。即便我们不是很清楚大脑到底发生了什么改变，还是有一些治疗方法可以帮助我们控制围产期焦虑。如果你有这方面的困难，和你的健康专家聊聊吧。或者咨询产后支持国际组织或"忧郁妈妈"。你不是一个人在战斗。有了帮助，你会感觉好很多。

可怕的念头之外

结束本章节之前，我想再简单和你们谈另一种疾病，它在产后阶段的发病概率比抑郁症和焦虑症小得多，但也可能包含有焦虑，只不过方式不同。我指的是产后精神病。

产妇患上这种疾病的概率大概在 1/1000~2/1000。有关产后精神病信息的主要组织——产后精神病行动 (APP)[21] 声称，这是一种严重但可以治愈的产后精神疾病。某些没有精神病史的女性也会"突然"发病。某些女性（比如患有双相情感障碍的女性）的发病风险非常高。产后精神病通常在产后头几天或头几个星期发作，可能会突然加重，应始终将其作为紧急医疗情况来进行干预。大部分女性需要药物治疗或入院治疗。

产后精神病伴有一系列症状，包括焦虑和抑郁。按照该组织的说法，还包括有"不符合事实的坚定信念；听到、看到、感觉或感受到不存在的东西（幻觉）；情绪激动，和现实世界断联（躁狂）；严重的意识模糊"。你们可能很难区分可怕的念头（前文讨论焦虑症时提到的情况）和妄想，但两者还是不一样的。区别在于，患者觉得自己的妄想或幻觉是真的。那不是可能会发生的事情，而是确实发生的事情。

通常，感受不到睡眠需求是这种疾病的早期信号。当这种症状伴随着想法冲动、情感偏执、精力旺盛，坚信孩子和上帝或魔鬼有关系，相信某些"迹象"等，症状一同出现，你就需要去咨询健康专家了。这种疾病会带来生命危险：4%~5% 的女性患者会自杀或杀婴。

现在，虽然产后精神病相对罕见，但还是有一些研究在重点关注相关的神经生物学变化。由于这种精神疾病难以在动物模型上进行研究，所以我们需要依靠人体进行研究，这太难了！想象一下，请一位新手妈妈参加研究，或请她躺在磁共振成像仪下，她甚至害怕来研究她和她孩子的那些人，可能会焦躁到无法坐下。这可能是最难研究的精神病了。幸运的是，精神病神经生物学教授，伦敦国王学院精神医学、心理学和神经科学院国际副院长宝拉·达赞接受了这项挑战！她研究了产后精神病对大脑的影响方式，她还见过剑桥公爵夫人凯特，和她谈过自己的研究。太幸运了！

宝拉在我的播客上讨论过她的研究[22]。在她对产后精神病的研究中[23]，她观察到，相比有产后精神病发作风险但未患病的母亲，最近患过产后精神病的母亲的前扣带回、海马旁回和颞上回（前两个位于边缘叶，第三个位于颞叶）较小[24]。这些脑区涉及到情绪调节、共情以及决策，也参与情绪的感知。有产后精神病风险但未发病的母亲的额回比对照组更大，这可能起到了保护作用，对此还需要进一步的研究。

她还解释道，虽然产后精神病和其他阶段的精神病涉及的脑区类似，但患有产后精神病的母亲这些脑区连接方式不同。更准确来说，她的研究发现[25]，相比其他阶段的患者，产后精神病患者的背外侧前额叶皮质（一般和工作记忆、选择性注意力等执行功能有关的脑区）和其他脑区的连接更多。

和我上一章谈到的产后抑郁一样，该研究再次证明了围产期精神疾病在神经生物学方面的特殊之处。了解产后精神病人大脑变化的独特性，可能是帮助我们了解哪些女性有罹患产后精神病以及其他生育相关的精神疾病风险的关键。

　　总之，产后精神病和所有与生育有关的精神疾病一样，都是和大脑变化有关的生物紊乱。我们思考激素和大脑对围产期精神疾病的影响已经有 2 500 年了，希望知道究竟如何影响不会要等上又一个 2 500 年。

第 19 章

分娩的战场

近年来，法国的产科暴力已成为国内和国际上的一个热门话题。这是因为法国的产科暴力的发生率比其他国家更多，还是因为这里的相关讨论比其他国家更多？没有人知道原因究竟为何。不过这确实是现状。我的两个孩子，一个是在比利时生的，一个是在美国生的，我不清楚在法国生孩子是什么感觉。

对产科暴力的定义涉及到怀孕、分娩和产后的女性。法语国家和地区尊重分娩联盟 (Afar[1]) 指出："妇科和产科暴力是指医疗人员没有正当医学理由或违背孕妇、产妇或年轻母亲的自由和知情同意的行为、行动、言语或不作为。"不当行为或性别歧视也包括在内。

2020 年，我参加了一场名为"孕产期暴力与支持"[2] 的研讨会，在会上我提到了孕产期精神疾病神经生物学研究的缺乏。我还遇到了停止产科和妇科暴力协会 (Stop VOG) 的创始人索妮亚·比什。据她介绍，产科暴力是导致母亲自杀的一大原因，她们因无法承受分娩时的创伤性经历而自杀（自杀是法国产妇第二大死因[3]）。她说得可能有道理，我不能确定。但我知道，分娩时的创伤性经历确实会影响心理健康。据估计，30%的女性在分娩时曾有过创伤性经历。3%的"低风险"女性和19%的"高风险"女性（例如剖腹产的女性）会发展为与分娩有关的创伤后应激障碍（PTSD），无论产妇是在家分娩还是在医院分娩[4]（至少在研究地荷兰是这样的）。

分娩后PTSD还和产后抑郁密切相关（有研究显示其概率为72%[5]）。PTSD"出现在经历或目睹死亡的威胁、严重受伤或人身威胁后。在分娩期间，有的妇女可能面临对于躯体完整性、自己和/或孩子的生命的真实或可感知的威胁。PTSD的症状分为四类：再体验、回避、消极认知和情绪、过度警觉。这些症状须至少维持一个月，并妨碍社交和工作"[6]。

与分娩相关的PTSD

产后PTSD的发展受到生物因素、社会因素和心理因素的影响。这一现象时有发生，而产科暴力起到了助力作用。这种暴力存在的部分原因在于教育（或者说是缺乏教育），但也和性别歧视、种族歧视、阶级歧视等有关。这些无论何时都不应成为理由，我们应该与之斗争。通过辨别产科暴力的发生原因，我们可以提前预防这种不公。

洛桑大学的安缇耶·霍施教授和德累斯顿大学的苏珊·加

特斯·尼格尔教授是这一领域的专家。她们发表过好几项有关产后 PTSD 的研究。我在欧洲精神病学协会 2017 年年会上见过苏珊，我们就她关于分娩创伤介入的研究进行了详细讨论——我对这个话题很感兴趣，后面还会谈到。她们共同和分别进行的研究都显示，父母双方都会受到产后 PTSD 影响（对父亲的影响小很多[7]），它与产前失眠相关[8]，分娩时服用镇痛药物可以减轻症状[9]，它还会影响亲子关系[10]，且和较低的哺乳率相关[11]，可以通过城市分娩创伤量表[12]检出。我想你们已经意识到这两位都是专家。我也希望你明白，我们有工具可以帮助预防和检测分娩时的创伤。最重要的"工具"仍是提高医疗人员的实践水平，将产妇纳入考虑，把她们看作分娩的关键行为人。想要达到此目的还需要对分娩过程进行更多研究，并把研究得来的信息纳入对医疗人员的标准化培训中。

创伤、分娩和母性大脑

我们对于分娩时的创伤和大脑之间的关系几乎一无所知。2013 年，《今日助产》杂志发表了一篇名为《PTSD 和产科暴力》[13]的文章，作者是欧洲围产期心理健康研究院[14]院长、围产期精神病学家、研究员和作家伊博恩·奥尔扎·费尔南德斯博士，她在文中写道："分娩时发生的暴力可能会造成更大的影响，因为母亲的大脑此时充满了特定的神经激素来为依恋关系做好准备。"可惜我们还不知道分娩时的创伤经历如何改变养育脑。有人针对母亲（无关分娩）的 PTSD 以及它对大脑的影响，做过大脑成像研究。由于遭受人际暴力而患上 PTSD 的母亲 [15] 在看到独自或自由玩耍的小孩（自己的或他人的）视频时 [16]，岛叶和背外侧前额叶皮质的活动增强，而扣带、海马体和内侧前额叶皮质的活动减弱。这些大脑活动模式还伴有母亲们声称的压力感或解离症状（例如记忆缺失、疏离感、模糊感）。这到底意味着什么？最近的一项研究总结得很好 [17]："患有人际暴力 PTSD 的母亲激活了一条'不受控的'恐惧回路，放大了她们对压力的主观感受。这个回路包括反应增强……这意味着人际暴力 PTSD 恐惧回路的过度活跃会导致母亲的情绪控制力下降……"

其他的一些研究还指出，未治愈的童年期创伤会使得母亲的杏仁核对婴儿痛苦的反应变迟钝 [18]。母亲较低的社会经济地位"会降低杏仁核对婴儿积极表情的反应，增强对婴儿消极表情的反应" [19]。长期受到战争相关创伤的母亲神经之中涉及共情的感官和情感组件会受损 [20]。

我们要记住，不管是童年时期的创伤还是现在的创伤和压力，它们都会对母亲（也可能是父亲）的大脑会造成影响。我认为产后 PTSD 对母亲大脑的影响很明显，主要涉及到与情绪调节（杏仁核）、记忆（海马体）和共情（岛叶）相关的重要关键脑区。

玩俄罗斯方块可以治疗创伤?

减少分娩创伤对大脑影响的一种有效途径是玩俄罗斯方块。这也太简单了,不是吗? 事实上,用这种游戏治疗常见 PTSD 的研究已经进行了好几年了。我是从苏珊·加特斯·尼格尔教授那里第一次听说这项研究的,我对这个方法非常着迷。这种干预如此简单而有效,为什么不试试? 安缇耶·霍施教授和同事最近的一项研究[21]发现,如果母亲在紧急剖腹产手术后 6 小时内,玩上 15 分钟的俄罗斯方块(除去正常的干预和护理),那么她们在接下来的一周中侵入式创伤记忆相比仅接受正常干预和护理的母亲会少很多。

怎么会这样? 依照其他研究的观点,玩游戏会干扰大脑对于创伤事件的记忆能力,这可能是通过影响海马体完成的[22]。记忆仍然存在,但不再以那么令人痛苦的方式储存。我猜测这是因为记忆的存储过程被俄罗斯方块打断了,减少了创伤回忆的细节,也就降低了发展为 PTSD 的风险。这方面的研究还需要深入,但在此之前,我觉得在分娩后玩一下俄罗斯方块没有任何坏处。你们不觉得吗?

至于我自己? 即使我生孩子时并没有创伤经历,即使我没有遭受过任何形式的产科暴力,我也要再说一遍,这两种情况非常普遍。不管怎样,我都记得,在很快生下我的儿子

（我第二个也是最后一个孩子）之前，我真的感觉自己撑不住了！——我放弃了。我想，我再也不要生了。助产士在缝合我的Ⅱ度撕裂伤[23]时，我跟她说全缝上。大概差不多7年后，我才开始考虑生三胎。后来没有生不是因为我害怕再次分娩，而是因为有两个孩子已经让我很满意了。

第 20 章

大脑一旦开始就无法停止

是我的母亲让我知道了什么是流产。她在生我之前做过一次流产手术，而且必须接受"D&C"[1]。她从来没跟我解释过这个词是什么意思，但我大概知道：是指清除所有剩余组织，包括宫颈扩张和刮宫手术。我猜没有任何女性愿意接受这种手术。很快，我母亲又怀上了我，但怀孕过程不像预想的那么顺利，她不得不卧床了好一阵子。不管怎样，我还是出生了。第 4 个孩子，最后一个。我猜现在的话，会有人叫我"彩虹宝宝"——流产（或死产）后出生的婴儿——是雨过天晴之后的美好[2]。

近些年来，对于妊娠丢失的关注度越来越高，无论是流产还是死产。2020 年秋天，模特和主持人克莉茜·泰根在怀孕 20 周时失去了她的小男孩杰克，她在自己的 Ins 账号上写道："这对我们的打击非常大，我们感受到了传闻中的、之前从未有过的痛苦。"流产一般是指怀孕 20 周以内自发的妊娠丢失，对此的讨论并不多，大家基本将其视为正常现象。当然，怀孕前 3 个月流产很常见（7 个人中会有 1 个）。但是，常见，并不意味着不会留下情感和身体创伤。"死产"或"死胎"是指怀孕 20 周以后的妊娠丢失，不同国家标准不一样。在法国，满 22 周，或出生重量达到（或超过）500 克才被视为死产，大概每 1000 次分娩会有 9.2 个死产[3]。

对心理健康的明确影响

这只是冰冷的数字，但是对母亲的影响呢？如你们所想，这可能是毁灭性的打击。我还记得自己第一次听说死产，那是我一位朋友的亲戚。她怀孕的时候我见过，那是她第一个孩子，是个男孩儿。当时的她容光焕发。在她临产那天，我朋友打电话给我，说孩子没了胎心。孩子死了，但分娩的阵痛还在继续。她最终生下了一个漂亮的小男孩儿，母亲的身体已经为照顾他做好了一切准备，可他却没有活在这个世上的命。我想这之后几天和几个星期里，怀孕和分娩的"残余"反应都会让她不断想起自己失去的孩子、希望和梦想。她还在产奶，恶露流了好几天。她还维持着怀孕时的体重，但是她的大脑，准备好学习做妈妈的大脑，已经改变了。

不管是哪一阶段发生的妊娠丢失，都会让人很痛苦，但对于妊娠丢失对大脑的影响我们仍所知甚少，这着实令人震惊。我们很清楚，妊娠丢失，尤其是死产，对母亲（和父亲）的心理健康影响巨大。2016 年发表的一项元分析发现[4]，死产对于生活的许多方面都有着普遍的影响。它"可能会造成灾难性的心理、身体和社会负担，对于人际关系和后来出生的孩子产生持续性影响"。

为了进一步阐明死产对于心理健康的影响，2019 年一项基于 100 多万名佛罗里达州女性[5]（8 292 名死产女性和 1 194 758 名活产女性）健康数据进行的研究显示，死产发生一年内，经历过死产的女性中有 4% 的人会由于精神问题而看急诊或住院，相反，孩子存活的女性中，这一比例为 1.6%。死产后患严重精神障碍的风险几乎是活产的近 2.5 倍。研究者指出，死产后 4 个月以内精神疾病发病风险最高，当然之后风险还是会存在，一直持续到分娩后 12 个月。

早期流产（停经 14 周之内）带来的情绪后果可能没那么严重，但也不是没有影响。许多妇女在此事件后，会出现创伤后压力、焦虑和抑郁。2020 年发表的一项研究调查了流产 1 个月、3 个月和 9 个月后的女性心理健康状况，调查对象有几百人（人数不少，保证了代表性）[6]。研究报告称，流产 1 个月以内，29% 的女性存在创伤后压力。9 个月以后，18% 的女性仍然存在相关症状。至于焦虑，24% 的女性在 1 个月以后会出现中到重度焦虑，其中 17% 表示 9 个月以后仍有中到重度焦虑。11% 的女性在 1 个月后有中到重度抑郁的症状，6% 在 9 个月之后还有。这项研究的结论是，许多女性在遭遇流产后的几个月内，都会表现出创伤后压力症状。此外，与完成妊娠（孩子足月健康出生）的女性相比，经历早期流产的女性罹患中到重度焦虑的风险是其 2 倍，罹患中到重度抑郁的风险则是其 3 倍还多。不管是在怀孕的哪个阶段遭遇了流产，都会对女性的心理健康造成影响。

妊娠丢失经常被认为或诊断为哀伤而不是产后抑郁或焦虑。我最近参与发表了一篇关于妊娠丢失对母亲大脑影响的期刊文章，其中写道："失去一个宝贵生命带来的心理症状会表现为不安感、激越、攻击性、焦虑、难以接受事实乃至抑郁，7%~10% 沉浸在哀伤中的人会发展为延长哀伤障碍 (PGD)，也就是说症状会持续超过 6 个月。然而，高达 94% 失去宝宝的父母会发展为 PGD。"[7] 这里，我们并没有特指流产，但是这足以让你们了解失去孩子对父母的影响，这种影响一般远大于失去其他至亲。

对大脑的影响呢？

简单回答，我们知之甚少。我其实在读博士的时候就"沉入"了这个领域的研究。为了研究母亲大脑的记忆和海马体的神经生成，我养了一组母鼠。我在鼠妈妈生产后 24 小时内把鼠宝宝拿走，以确定是怀孕本身还是和孩子的互动对记忆和大脑的变化更重要。准确来说，我把母鼠分为 5 组：不是妈妈的、第一次当妈妈的、第二次当妈妈的、孩子出生后被取走的和不是妈妈但身边有小老鼠的（见第 47 页）。在进行这项对于"哀悼中的母亲"的研究[8]时，我对断奶后的记忆和母性行为产生了兴趣。和我前面提及的其他老鼠实验一样，我使用"八臂迷宫"来研究工作记忆和参考记忆（见第 46 页）。帮大家回忆一下，8 条臂中只有 4 条上面有食物奖励，老鼠需要通过图片找到方向，记住哪些臂上有食物。一连好几个星期，我每天都进行这项实验，老鼠变得极为擅长！

当我对被取走幼崽的鼠妈妈（死产模型）进行这项试验时，发现它们无法完成任务。5 个星期后，它们还是比其他老鼠失败率高，它们的记忆力显然没有别的老鼠好。这一实验结果让我很震惊。在此之前我从来没考虑过妊娠丢失的问题，尤其是在我的研究中。

看来研究的下一步是观察孩子刚出生就被带走的母亲是否有焦虑或抑郁的行为[9]。我们使用了其他测试来进行动物实验。焦虑症使用的是"高架十字迷宫"。迷宫有 4 只臂：其中 2 只有高墙，另 2 只没有墙。焦虑程度高的老鼠会更多地待在有高墙的臂上。虽然我们无法测量动物的抑郁程度，但可以测量相关行为，例如放弃或失去动机、快感消失等。这项研究中，我使用了强迫游泳实验，把一只老鼠（天生的游泳健将）放在它无法逃脱的温水箱中。与通过游泳试图逃脱的时间相比，随波逐流的时间可作为类似抑郁行为的一种指征。

　　这就是我对失去孩子的母鼠（相当于遭遇死产）进行的实验。我还把它们的焦虑和抑郁行为与有孩子的母亲、非母亲以及有孩子陪伴的非母亲进行了对比。

　　我发现与其他参与实验的（母亲和非母亲）母鼠相比，哀悼中的母亲，也就是说孩子出生后就被带走的母亲，在几个星期后的抑郁行为增加了，这个发现让我印象深刻，原因有好几个：首先，斩断母子联系会导致动物的抑郁行为；其次，几个星期后影响就会显现；最后，并非只有怀孕对行为结果和大脑变化有重要影响。

　　在这几项关于死产和产妇心理健康的研究之后，其他地方也进行过几个相关的研究，但没有一项是关于妊娠丢失和母性大脑的。

　　我后来和我的朋友兼同事，德国雷根斯堡大学的奥利弗·博世教授一起重启了这个课题。他此前研究的是失去伴侣如何影响大脑和行为，使用的是会组成配偶的啮齿动物——草原田鼠。他也对失去影响婴儿如何影响母亲大脑很感兴趣。

　　最近，我和奥利弗还有他的博士生路易莎·德马基一起研究了扰乱母婴联结对母亲大脑的影响。在路易莎发表的一篇论文[10]中，我们指出，神经元对压力反应系统（下丘脑 - 垂体 - 肾上腺轴或简称 HPA）和催产素系统的介入似乎是未来研究的主要备选方向。这两个系统对于健康的育儿行为和母婴联结很重要，都会被丧子之痛激活。因此，当它们被妊娠丢失所扰乱时，这两个系统以及它们在大脑内部的活动很可能受到了影响，从而引发大脑和行为的连锁反应。我们还不清楚影响的范围。还是一样，需要更多的研究。但总的来说，要是孩子不在了，母亲的大脑似乎会变得不一样。大脑的运行会改变，情绪也会改变。举个例子，如果我们从对啮齿动物的后代分隔研究中推断，产后第 1 周长时间和重复性的后代分隔（通常每天 3 小时或更长时间）会增强母亲海马体中糖皮质激素受体基因（*NR3C1*）的表达[11]，这个基因与脆弱及不良健康后果相关。我怀疑这和女性的大脑在怀孕期间开始为准备当妈妈而自我塑造有关。而这种可塑性会随着孩子的失去而出现偏离，母子联结没有继续形成，大脑无法完成它已经开始的事情。

向前走

有时候，我认为流产后最让人难以忍受的一点是围绕着它的禁忌。人们很少谈到孕早期的流产，或者反而会说"你可以再试试"。女性只能沉默忍受。大家也不会为流产的婴儿哀悼，一般不会为他们举办葬礼。在之后的几个星期，母亲都会有身体记忆，她的肉体记得"失败"的怀孕。可能大家觉得谈论这个太令人心碎，也可能只是不知道该说些什么。但我们的确需要表达哀悼，也应该这样做。

我来自加拿大西部，在温哥华生活了快 11 年。如果你从未去过那里，或许应该去一下。温哥华坐落在乔治亚海峡的北岸山脉中。在坐渡船去位于太平洋上的温哥华岛的旅途中，我们经常会看到虎鲸，这是一种黑白相间的鲸鱼。当时，我的室友正在研究虎鲸的迁徙，我因此知道，虽然它们看起来都很相似，但每头虎鲸都有自己独特的花纹，可以让研究人员、博物学家和虎鲸爱好者追踪多年。2018 年，一头名叫塔勒夸的虎鲸妈妈吸引了全世界的注意，人们看到它带着死去宝宝的尸体游了 17 天。这是前所未有的事件，研究鲸鱼的专家们从来没见过这样的事情。《大西洋月刊》刊登了一篇名为《一头悲伤的虎鲸告诉我们的事情》[12] 的文章，作者艾德·杨在其中写道："它的悲伤吸引了公众的注意，环保主义者希望这可以化为政治行动。"他引用了鲸类研究中心的肯·巴尔科姆的话："它向世界表达了我 20 年来试图告诉官僚、政客和公众的事情——必须保护鲑鱼。"（虎鲸几乎只吃鲑鱼，而后者由于人类活动正在濒临灭绝。）"必须保护鲑鱼"，这就是我们需要记住的信息吗？

我认为塔勒夸的故事对我们的启示还要更多。在我看来，它告诉了我们都应该看到并且接受的事情：妊娠丢失的情感影响，失去母子联结带来的悲伤，表达哀悼的需求。所有这些都是真实存在的。不管是生理、心理还是神经生物学的作用，妊娠丢失的悲痛是真切的，即便对动物来说也一样。

大家都不太知道如何表达哀悼，如何陪伴哀悼中的人，如何向前走。在我看来，没有什么灵丹妙药，但要找到对你行之有效的办法。还有就是，永远不要忘记死去的孩子。

倾诉是有帮助的，不管是向朋友，向其他失去过孩子的人，还是向治疗师倾诉，都可以。获得支持很有用。悲痛需要时间来化解。在我博士后的阶段，当时的一个朋友在怀孕 32周的时候，因为突发并发症早产。不出意料，孩子只活了几分钟，她和两个孩子还有丈夫一起度过了这几分钟。这是一件完完全全的悲剧事件，但她没有回避这次怀孕和生产的记忆，她和朋友还有家人分享了这件事情。在女儿离世不久，她在自己的脸书主页上写道："一位天使在生命之书上写下了我孩子的诞生，然后她呢喃着合上了这本书——这是大地无法承受的美丽。"

第 21 章

爸爸的抑郁

　　我的研究一直是围绕母亲的，原因有很多，主要是因为我认为孕产期精神疾病最近才刚刚开始得到应有的重视。我希望大家仍然把重点放在母亲身上。但是这么做公平吗？可能并不公平，每个患上精神疾病的人，尤其是父母双方，都需要支持，需要恢复健康。

　　过去 5 年来，似乎大家越来越关注父亲的心理健康对于孩子成长、母亲的心理健康以及整个家庭的作用。

　　我们很少在媒体上看到父亲对围产期精神疾病的评论，与患围产期抑郁症的女性名人相比，很少有哪位男性名人分享自己患这种病的经历。幸运的是，还是有一些父亲说到过这方面的事情，打破了我们对于"强大而沉默"的父亲的禁忌，他们是"有勇气的、开放的"父亲（这是我借用自伊丽莎白·莱瑟在《卡桑德拉说》[1]一书中的说法）。

　　托尼在纪录片《BBC 故事——男人的产后抑郁》[2]中如是说道："我以为第一次成为父亲会感觉很棒，但事实完全不是我想的那样。我怀中抱着的宝宝好像是别人的一样……我当时觉得自己作为丈夫和父亲都很失败。"布拉德描述成为父亲就像是"一个触发器，让我脑中的什么东西爆炸了"。

2017 年，法国电视五台的《孕育之家》栏目有一期专门讲了父亲们的忧郁[3]，并邀请了一位精神科医生来讲解。节目请父亲们来讲述自己的经历。西里尔说自己就像"进入了一个漩涡，处于负面情绪的恶性循环中"，而且体会到"多种彻底的无能感，更进一步加深了自己的负罪感"。我们要感谢这个节目揭示了爸爸也会患上围产期精神疾病的事实。有时候，这些疾病并不只是简单的"爸爸的忧郁"，而是会对父亲的心理健康造成很大的影响。

悲伤的爸爸还是愤怒的父亲？

2021 年 7 月，《纽约时报》一篇名为《我生了孩子，但我的丈夫患上了产后抑郁》[4]的文章提高了大家对于这一现象的认识。文章作者是曾患有抑郁症的金·胡珀，她写道："我之前从来没想过男人也会在孩子出生后患上抑郁症。当时，我只关注到了我们的女儿，还有我自己的身体和心理健康。但男人其实也会出现问题。"

最近一项对于父亲的产前和产后抑郁症发病率的元分析[5]显示，9.76% 的父亲患有产前抑郁，8.75% 的父亲患有产后抑郁（或是在孩子出生头一年患病）。这表明差不多 10 个父亲中就有 1 个会抑郁。这说明了问题。研究还显示[6]，父亲的抑郁症状在孩子出生后 3~6 个月的时候达到峰值，主要表现为易怒、攻击性和敌意，而不是悲伤。患有产前或产后抑郁的父亲抽烟喝酒也会更多，更喜欢独处，也更容易走神。

父母一方的抑郁会影响到另一方。研究显示，如果一方抑郁，另一方有 24%~50% 的可能性也会抑郁[7]。风险很高！想象一下，父母双方状况都不好的情况下要照顾新生儿有多难吧。

此外，和妈妈一样，爸爸也会对婴儿产生可怕的念头。我在上一章讲围产期焦虑症时提过的妮科尔·费尔布拉泽博士（见第 157 页）最近领导了一项研究[8]，测验了父亲和母亲在听到一段 10 分钟的婴儿哭泣录音后，非自愿侵入性思维的产生频率。结果显示，44% 的产后父母在听到录音后表示自己产生了侵入性思维。报告中母亲和父亲的侵入性思维在数量上没有体现出区别。我要提醒大家，这只是一些念头，并不意味你得了精神疾病。我们大家都会有一些无法自控的念头。需要指出的是，这种思维很常见，母亲和父亲的程度一样。

那么父亲们的焦虑情况如何呢？最近，一项元分析使用了来自 23 项独立研究的 4 万多名受访者的数据[9]，结论显示，10.69% 的父亲会在围产期患上焦虑症，和抑郁症的发病率一样，也就是 1/10。

我要指出，我一直在讲父亲，是因为这是养育关系中被研究得最多的合作者，对养育行为的研究主要是在异性恋范围内展开的。不过，我们看到现在对于 LGBTQ+ 伴侣的研究也开始多了起来。这方面的研究结果还需要等待。但我猜想，大体上，我们在父亲身上观察到的心理健康问题在所有伴侣关系中都是一样的。

（生孩子）需要两个人

一对夫妻中，通常是母亲承担育儿的责任。关于母亲的压力和精神疾病对孩子成长的影响已经有成千上万（确切数字我不知道）的研究，人类和动物研究都有。不可否认，幼年时期的压力会影响到孩子的成长，但压力并非全部来自于母亲，母亲其实通常充当了负面影响的缓冲器。

最近的一些研究发现[10]，父亲的精神疾病和压力也会影响孩子的发育。这方面有意思的研究已经越来越多，它们超出了我的专业范畴，但在这里我还是想提其中一个。我的研究中很大一部分集中在围产期抗抑郁药物的使用对母亲和孩子的影响[11]。我一般采用动物模型进行这方面的研究，主要是 SD 大鼠，这是一种单亲物种（只有母亲负责育儿），所以我没有研究过父亲。我想借机在此强调的是我与该主题相关的工作和临床研究，关注的是有效治愈孕产期精神疾病的重要性，无论是通过抗抑郁药物和 / 或其他形式的治疗。对于母亲和孩子来说这是最好的选择。

我对于父亲服用抗抑郁药物如何影响孩子的成长也很好奇。这方面的研究很少，毕竟不是父亲怀孩子，和孩子之间没有直接的生物学联系。但从另一方面来说，父亲提供了精子，而且是家庭环境的组成部分（至少对很多家庭来说是这样）。2019 年，我参加了国际妇女心理健康协会的会议 [12] 并作了发言。在关于孕期服药对孩子的影响的一场讲座上，我举手问道："那么父亲服药会怎样呢？"很明显，报告人从来没有考虑过这个问题。她饶有兴趣地看了我一眼，然后岔开了话题。我想她是忘了孩子是怎么来的：除了一个卵子，还需要一个精子。

2021 年，一篇文章证实了我的问题的正当性（以及我的天才之处）。欧洲和美国的研究人员根据健康数据，对母亲和父亲在产前服用抗抑郁药物对青少年心理健康问题风险的长期影响进行了研究 [13]。他们获取了研究对象国丹麦的数千人的医疗信息（所有研究都获得了伦理学批准），包括精神疾病的诊断记录以及与婴儿出生有关的处方和数据。但他们无法获得特定情绪症状或焦虑症方面的详细数据，这方面还需要补充研究。在我看来这项研究的特别之处在于同时研究母亲和父亲在围产期服用抗抑郁药物的影响。据我所知，这应该是第一次进行这类研究。

该研究发现"相比孕期停止服用抗抑郁药物，母亲在怀孕期间继续服用此类药物会提高孩子情感障碍的发病率。同样的，与停止治疗相比，父亲在孕期继续服药也会提高后代情感障碍的发病率"。这说明，不管母亲还是父亲，只要在怀孕期间服用抗抑郁药物，都会对青少年的心理健康产生影响。在得出围产期服药不是件好事这一结论之前，我们还可以再思考一下，如果父亲在妻子怀孕期间服药对青少年的心理健康有影响，说明并不是只有母亲服药会（通过胎盘）对孩子发育产生直接影响。换句话说，母亲不应该因为自己孕期服药而感到罪恶。其次，研究人员还指出，虽然研究的是抗抑郁药物的作用，但父母潜在精神疾病的严重程度也会对孩子的成长产生影响。他们猜测，基因和 / 或环境因素很可能也在其中起到了关键作用。

我承认这不是什么大新闻，因为这不过是再一次反映了父母心理健康对于后代的影响，但对我来说意义在于，父母双方的心理健康不止对各自重要，对孩子来说也很重要。父亲的围产期心理健康对孩子有重要作用，不是只有母亲在起作用。我们对于围产期精神疾病的观念要改变，对父母双方的心理健康都要重视起来。

大脑的错误

导致父亲围产期抑郁的原因有很多，比如感觉受困、经济压力、性生活缺失、睡眠缺乏和社交不足等。我们对于父亲围产期抑郁的生物学原理所知不多，但是有一些研究发现它和大脑的改变有关。

2015 年，耶鲁大学的金弼英教授和詹姆斯·斯温教授招募了 16 名健康足月新生儿的亲生父亲参与一项大脑成像研究，旨在探究父亲的抑郁症状如何影响产后初期（产后 2~4 周）和 3 个月后（产后 12~16 周[14]）的大脑灰质体积。父亲的抑郁症状通过标准化问卷来评估，5 分钟的父子互动则用于确认父亲的敏感度。

大脑和行为数据显示，在产后 12~16 周，较轻的抑郁症状，尤其是睡眠、疲劳等身体症状，与纹状体、杏仁核和膝下皮质等与育儿动机有关的重要脑区灰质体积较明显的增加相关。他们还发现，眶额皮质（与决策和亲职压力相关的脑区）灰质体积减小和较高的干预水平有关（比如互动时较多操控孩子的身体）。研究人员得出结论，有些特定脑区会受到抑郁症状的影响，且和父子早期情感关系有关。不过，要想了解父亲大脑发生了哪些具体变化导致围产期抑郁或焦虑的发病风险提高，我们还需要更多的研究。

除了神经生物学变化，睾酮、皮质醇、后叶加压素、催产素和催乳素等激素水平在成为父亲的过程中发生的重大变化，可能也对父亲的抑郁症起到了作用。其中有少数几种激素得到了科学界的重大关注，特别是在和父亲抑郁症的关系上。

最近研究最多的是睾酮。南加利福尼亚大学达比·萨克斯比教授实验室研究发现[15]，父亲较高的睾酮水平可以预防他们患上产后抑郁，但是却对母亲和孩子构成风险。这个发现有点奇怪，让我们来简单看下相关数据。有 149 对伴侣（父亲和母亲）参与了这项研究。在孩子出生 9 个月后，研究人员测量了他们唾液中的睾酮浓度。标准化问卷评估了母亲和父亲的不同方面：抑郁症状、关系满意度、育儿压力、对伴侣的攻击性。主要结果显示，父亲的睾酮水平与母亲和父亲的产后抑郁症状相关，但是作用相反。孩子出生 9 个月后，睾酮水平较低的父亲抑郁程度较高，伴侣抑郁程度较低。相反，父亲睾酮水平高对于家庭有不利影响，尤其体现在产后 15 个月的压力以及对伴侣的攻击性行为上。研究结果很有意思，可能有点让人摸不着头脑，但是关键在于父亲的睾酮水平对于其产后抑郁有着重大影响，还会影响到母亲的抑郁症，而且与父亲的压力和攻击性相关。为了提高孩子的心理健康水平、教育与成长，我们需要更好了解和父母抑郁相关的产后动态变化。

遭受精神问题困扰的父亲中，很少有人会选择去咨询。最近的一项研究[16]访问了 1 989 位父亲，只有 3.2% 的人在过去一年中看过精神科医生。而且抑郁症状越严重，寻求帮助的比例越低。我们还不知道这是为什么，可能很大一部分原因是由于大家对于精神疾病的污名化。

金·胡珀（纽约时报《我生了孩子，但我的丈夫患上了产后抑郁》一文的作者）曾写道："我们经常谈论母亲的产后抑郁，承认这是一个严重的健康问题，但人们却很难重视父亲的类似问题。像我的丈夫就觉得这很'可笑'。"讽刺的是，她的丈夫曾被诊断为产后抑郁。

如何优化"妈妈脑"

实话实说，过去的两个星期，我的大脑并不 100% 在状态。健忘程度尤其高。我不知道这是因为脑子中事情太多，还是因为睡得比平时少，又或是因为前一晚被肠胃不舒服的儿子吵醒了（为什么总是在晚上？）。

对我来说，健忘和脑雾是一个信号，表明我们需要回过头去，看看如何关爱我们的大脑。说起来容易做起来难，这可能又是需要一整本书来进行探讨的话题了……不过有以下一些关键点。

S.E.L.F.

凯伦·克莱曼在她的《治疗中的抚慰艺术》（*The Art of Holding in Therapy*）[1] 一书中提出了回归本源的概念，她称之为"S.E.L.F."。这四个字母是指生命之基，对我们大家和大脑的健康都很重要。

S——Sleep（睡觉）

你睡眠充足吗？你可以多睡一会儿吗？

E——Exercise（运动）

你今天散步了吗？你的运动足够了吗？

L——Laughter（欢笑……或者简单来说是开心）

你上次为自己或者和朋友们一起做某件事情是多久之前了？

F——Food（饮食、营养）

你的饮食怎么样？最近吃过颜色（天然本色）丰富的新鲜食物吗？

越来越多的书籍在探讨这 4 个因素的方方面面，以及它们对围产期大脑健康的作用。当然，很多事情都有利于大脑健康，但是作为父母，我们永远不可能有时间做完所有。这也是为什么我们要从小事做起：用一周或两周的时间先做一些容易上手的小改变，然后再看看还有没有其他需要做的。哪怕只是改善一个方面，长期坚持下来也是有用的。

妈妈的力量！

有时候，改变生活习惯和注意 S.E.L.F. 还不够，或者很难做到。这种情况下，有的技术手段和治疗方法可以帮助提高父母大脑的健康水平：育儿课程、小组疗法、谈话疗法和药物治疗。这些都对大脑健康有好处，虽然我们还不知道这些干预措施（包括药物[2]）如何改变母亲的大脑回路，但它们确实是安全有效的选择。

其中我最喜欢的是"妈妈的力量"这一项目，詹姆斯·斯温博士最近研究了它对母亲大脑的作用[3]。这个名字非常贴切。"妈妈的力量"是一项针对在婴儿照护的挑战中面临逆境和压力的家庭的支持计划[4]。它提出了一种基于毅力和关爱的方法，来提升父母和孩子的抗压能力。该计划为家庭提供关于积极亲子关系、儿童成长需求、自我反省和换位思考的培训和实用课程。它是由密歇根大学精神病学家玛丽亚·穆齐克博士和她的团队开发的。按照我的理解，它的核心是家长们每周找一个晚上聚餐一次，共13次。类似的疗法也有针对爸爸、养父母和军人家庭的。

研究发现，参加这个项目课程的母亲们的育儿压力得到了减轻，心理健康水平有所改善（抑郁和焦虑减轻），和孩子的关系以及情感互动都获得了提升[5]。对她们的大脑进行观察，我们也发现了变化。

詹姆斯·斯温指导的一项研究观察了上过10个星期"妈妈的力量"课程（14位母亲）和通过邮件获取了10个星期课程内容（15位母亲）的妈妈们，其大脑对孩子信号的反应。在10周的干预之前和之后，研究人员对所有母亲的大脑进行扫描，同时对她们的抑郁和育儿压力水平进行了问卷评估，并通过fMRI进行大脑扫描，研究大脑对于各自孩子和其他孩子的哭声或者噪声的功能反应。

研究结果显示，参加"妈妈的力量"项目可以减少育儿压力，增强社会性脑区对于孩子信号的反应，如楔前叶以及它与膝下前扣带皮质和杏仁核的连接，这些脑区是负责自我意识、决策和情绪调节的神经回路的重要组成部分。因此，"妈妈的力量"计划改善了大脑对于孩子的痛苦的反应功能和连通性。心理疗法可以调整有关母性关怀的养育脑回路，这是神经成像对此的首次发现，相当了不起。

玛丽亚·穆齐克博士是著名的临床医生和科学家，在几年前的一次学术会议上我们有过交谈。我听过她在2019年第八届世界妇女心理健康大会上的开幕致辞。我不仅对她的项目感到惊叹，我还注意到，作为精神病学家，玛丽亚的目标是大家不再需要她，这也让我钦佩不已。开发"妈妈的力量"等项目正是她为此而做的努力。

找到自己的方法

这方面的建议通常都是围绕着同样的主题：照顾好自己、增加作为父母的信心和分担责任（如果可能的话）。不久之前，我在 Ins 账号"产后妈妈"[6]上看到了 5 点建议，我认为它们非常中肯。

1. 不要刻意表现。产后是一段过渡期，过得不好没什么丢人的，过得好也没有奖励。这是一个尽我们所能去经历的阶段。

2. 要表达你的感受和需求，即使对此无法理解或感到羞愧（敢于说出自己需要和孩子分开一段时间，等等）。

3. 把自己放在首位。你不需要自我牺牲。在给孩子穿救生衣之前先给自己穿上。

4. 和伴侣合作（如果有的话），家长没有主次之分。

5. 不要理想化其他父母的生活。

我还想加上一点，不要忘记"攀比是快乐的窃贼"（西奥多·罗斯福）。

社交媒体和周围社会向我们灌输的大量信息让我们难以了解究竟如何做一位母亲。按照那些标准不可能成为一个好母亲。索菲·布洛克博士发表了很多关于理想化母亲的社会叙事和完美母亲神话的文章[7]。她写道："理想化母职的社会叙事和完美母亲的神话没有考虑人性，没有考虑我们自己、家庭以及孩子的混乱与复杂。因此，如果把这些叙事当作衡量我们表现的标准和行动的指南针，就会迷失自我，会认为如果不遵照这些指示就是我们的错误……我们的价值是本身固有的而不是母职所赋予的。我们的孩子想要并且需要我们成为更好的自己，而不是神话的投射。"

为人父母的正确方法有很多。不要做你好像应该做的，而是要做对你来说有用的。

社会对于完美母亲神话的打造常常内含"自然"理念：自

然生产，自然喂养，做身为母亲自然要做的事情。事实上，这个词汇包含了很多不同的现实情况。你们想知道自然界的母亲们会做什么"自然"的事吗？有很多事情。一些杜鹃妈妈会把蛋下在别的鸟的巢中，让别的鸟来抚养自己的后代[8]。有的哺乳动物，比如裸鼹鼠，是由"王后"来诞下所有后代，群体里的其他雌性从不生育但会为社会群体做贡献。有的物种是双亲抚养的，比如父母共同照顾孩子的加州鼠。有的昆虫和蜘蛛，母亲会因照顾孩子而死去，字面意义上的，因为孩子会把母亲吃掉。还有的母亲在遇到危险时会把孩子吃掉，或者由于没有足够的食物而放任孩子死去。所有这些都是自然的。是的，所有这些。

你的养育脑，你的超能力！

每周五晚上，我们都会组织家庭集体观影，上周五，我们看了《超人总动员2》。大家都知道，这部动画电影讲述的是一个超能家族的故事。超人父亲照顾孩子，他的超人妻子拯救世界。但是父亲"大力神"先生被儿子小杰的超能力折磨得筋疲力尽。他来到超能服装设计师衣夫人家中，向她寻求帮助。有一回，衣夫人转向他说道："带孩子也是英雄的使命。"

是的，带孩子也是英雄的使命。你的养育脑就是你的超能力。

致谢

我要强调，这本书是许多人坚持、耐心和支持的成果。和阿利克斯一起完成书稿很开心，多亏她，这本书才能进入大家的视野。

感谢我的朋友和同事陪伴我完成这次冒险，感谢雷恩临床神经科学研究所支持我的研究，感谢我的同行们发表了数量空前的相关研究。我还要感谢那些为了母亲们能够获得应有的关爱和尊重而不懈工作的人，是你们启发了我。

没有我的父母和家人们的支持，这本书不可能完成。我是一位母亲，但我同样需要自己的父母。

感谢我的爱人，我的育儿搭档，他读完了整本书，并给出了重要的修改意见。感谢他和我共享生活。

最后，感谢我的孩子佐伊和亚当，感谢你们让我经历了我所谈到的一切。我爱你们。

注释

引言

1　J. L. Pawluski, J. S. Lonstein, A. S. Fleming, « The neurobiology of post-partum anxiety and depression », *Trends in Neurosciences*, 2017.

2　www. jodipawluski. com/mommybrainrevisited

3　Oxford University Press, 2020.

第 1 章　一孕傻三年?

1　https://ninoute. wordpress. com

2　https://naitreetgrandir. com/blogue/2016/04/21/ou-est-pas-semon-cerveau/

3　Instagram（照片墙），是一款移动社交应用。

4　我写下这段话时，她的第二个孩子，一个小女孩，才刚刚几个月大。我重读这段话时，她刚刚生下第三个孩子。

5　Urban Dictionary，美国在线俚语词典。

6　Your Dictionary，免费在线词典。

7　Amber Dowling, « Anne Hathaway' s mommy brain struggle is real », *The Loop*, 29 juillet 2019.

8　A. Jarrahi-Zadeh, F. J. Kane, R. L. Van de Castle, P. A. Lachenbruch, K. A. Ewing, « Emotional and cognitive changes in pregnancy and early puerperium », *The British Journal of Psychiatry*, 1969.

9　C. M. Poser, M. R. Kassirer, K. M. Peyser, « Benign encephalopathy of pregnancy: Preliminary clinical observations », *Acta Neurologica Scandinavica*, 1986.

10 C. Parsons, S. Redman, « Self-reported cognitive change during pregnancy », *The Australian Journal of Advanced Nursing*, 1991.

第 2 章 "妈妈脑"是新事物吗?

1 « What percentage of the US public approves of working wives? » (« Quel pourcentage du public américain approuve le travail des épouses? »), https://ourworldindata. org/grapher/what-percent-age-of-the-us-public-approves-of-working-wives

2 Flammarion, 2010.

3 Basic Books, 2006.

4 Le Deuxième Sexe, Gallimard, 1949.

5 Chatto&Windus, 1999.

6 摘自1875的手稿《Sur la natalité》，被莎拉·布莱弗·赫迪博士在《母性》中引用过。

7 A. J. C. Cuddy, S. T. Fiske, P. Glick, « When professionals become mothers, warmth doesn' t cut the ice », *Journal of Social Issues*, 2004.

8 M. Hebl, E. B. King, P. Glick, S. L. Singletary, « Hostile and benevolent reactions toward pregnant women: complementary interpersonal punishments and rewards that maintain traditional roles », *Journal of Applied Psychology*, 2007.

9 William Collins, 2021.

10 www. mothermag. com/anna-malaika-tubbs-the-three-mothers/

第 3 章 当妈妈的大脑出现故障

1 www. inserm. fr/dossier/memoire/

2 P. M. Brindle, M. W. Brown, J. Brown, H. B. Griffith, G. M. Turner, « Objective and subjective memory impairment in pregnancy », *Psychological Medicine*, 1991.

3 A. Eidelman, N. W. Hoffmann, M. Kaitz, « Cognitive deficits in women after childbirth », *Obstetrics and Gynecology*, 1993.

4 P. Casey, « A longitudinal study of cognitive performance during

pregnancy and new motherhood », *Archives of Women's Mental Health*, 2000.

5　J. D. Henry, P. G. Rendell, « A review of the impact of pregnancy on memory function », *Journal of Clinical and Experimental Neuropsychology*, 2007.

6　H. Christensen et al. , « Cognition in pregnancy and motherhood: prospective cohort study », *The British Journal of Psychiatry*, 2010.

7　C. Cuttler, P. Graf, J. L. Pawluski, L. A. Galea, « Everyday life memory deficits in pregnant women », *Canadian Journal of Experimental Psychology*, 2018.

第4章　如何解释"妈妈脑"？

1　L. A. Galea et al. , « Spatial working memory and hippocampal size across pregnancy in rats », *Hormones and Behavior*, 2000.

2　E. Hoekzema et al. , « Pregnancy leads to long-lasting changes in human brain structure », *Nature Neuroscience*, 2016.

3　该研究出自西班牙马德里格雷戈里奥·马拉尼翁卫生研究所神经影像科医学影像实验室。

4　www. jodipawluski. com/mommybrainrevisited/episode/3f33e043/13-pregnancy-and-the-brain

5　M. A. Guevara et al. , « Verbal and visuospatial working memory during pregnancy: EEG correlation between the prefrontal and parietal cortices », *Neurobiology of Learning and Memory*, 2017.

6　J. G. Buckwalter et al. , « Pregnancy, the postpartum, and steroid hormones: effects on cognition and mood », *Psychoneuroendocrinology*, 1999.

7　J. F. Henry, B. B. Sherwin, « Hormones and cognitive functioning during late pregnancy and postpartum: a longitudinal study », *Behavioural Neurosciences*, 2012.

8　J. L. Pawluski, T. D. Charlier, S. E. Lieblich, G. L. Hammond, L. A. Galea, « Reproductive experience alters corticosterone and CBG levels in the rat dam », *Physiology & Behavior*, 2009. J. L. Pawluski, S. K. Walker, L. A. Galea, « Reproductive experience differentially affects spatial reference and working memory performance in the mother

», *Hormones and Behavior*, 2006.

9 C. Albin-Brooks, C. Nealer, S. Sabihi, A. Haim, B. Leuner, « The influence of offspring, parity, and oxytocin on cognitive flexibility during the postpartum period », *Hormones and Behavior*, 2017.

10 C. M. Vanston, N. V. Watson, « Selective and persistent effect of foetal sex on cognition in pregnant women », *NeuroReport*, 2005.

11 A. Swain et al. , « A prospective study of sleep, mood, and cognitive function in postpartum and nonpostpartum women », *Sleep patterns*, 1997.

12 H. J. V. Rutherford et al. , « Maternal working memory, emotion regulation, and responsivity to infant distress », *Journal of Applied Developmental Psychology*, 2020.

13 A. J. Groner et al. , « A randomized trial of oral iron on tests of short-term memory and attention span in young pregnant women », *Journal of Adolescent Health Care*, 1986.

14 V. A. Purvin, D. W. Dunn, « Caffeine and the benign encephalopathy of pregnancy », *Acta Neurologica Scandinavica*, 1987.

15 M. Casertano, V. Fogliano, D. Ercolini, « Psychobiotics, gut microbiota and fermented foods can help preserve mental health », *Food Research International*, 2022.

16 M. Brett, S. Baxendale, « Motherhood and memory: a review », *Psychoneuroendocrinology*, 2001.

17 B. Harris et al. , « Cardiff puerperal mood and hormone study. III. Postnatal depression at 5 to 6 weeks postpartum, and its hormonal correlates across the peripartum period », *The British Journal of Psychiatry*, 1996.

18 R. A. Crawley et al. , « Cognition in pregnancy and the first year post-partum », *Psychology and Psychotherapy*, 2003.

第 5 章　一日"妈妈脑"，终身"妈妈脑"？

1 S. J. Davies et al. , « Cognitive impairment during pregnancy: a meta-analysis », *The Medical Journal of Australia*, 2018.

2 我和她的播客: www. jodipawluski. com/mommybrain revisited/episode/dfbc7b52/5-mommy-brain-during-pregnancy-

what-does-the-science-say

3 S. J. Davies et al. , « Cognitive impairment during pregnancy: a meta-analysis », art. cit.

4 L. A. Galea et al. , « Spatial working memory and hippocampal size across pregnancy in rats », art. cit.

5 M. Darnaudéry et al. , « Early motherhood in rats is associated with a modification of hippocampal function », *Psychoneuroendocrinology*, 2007.

6 2007年由Harmony出版,并由湖南科学技术出版社于2024年引进至国内出版。

7 C. H. Kinsley et al. , « Motherhood improves learning and memory », *Nature*, 1999.

8 https://qz. com/590486/scientists-think-baby-brain-makes-yousmarter-and-more-organized-not-less/

9 J. L. Pawluski, K. G. Lambert, C. H. Kinsley, « Neuroplasticity in the maternal hippocampus: Relation to cognition and effects of repeated stress », *Hormones and Behavior*, 2016.

10 J. L. Pawluski, S. K. Walker, L. A. Galea, « Reproductive experience differentially affects spatial reference and working memory performance in the mother », art. cit. J. L. Pawluski, B. L. Vanderbyl, K. Ragan, L. A. Galea, « First reproductive experience persistently affects spatial reference and working memory in the mother and these effects are not due to pregnancy or "mothering" alone », *Behavioural Brain Research*, 2006.

11 J. G. Buckwalter et al. , « Pregnancy, the postpartum, and steroid hormones: effects on cognition and mood », *Psychoneuroendocrinology*, 1999.

12 J. G. Buckwalter et al. , « Pregnancy and postpartum: changes in cognition and mood », *Progress in Brain Research*, 2001.

13 V. Miller, L. A. VanWormer, A. Veile, « Assessment of attention in biological mothers using the attention network test », *Current Psychology*, 2020.

14 www. jodipawluski. com/mommybrainrevisited/episode/2fbdc63d/9-postpartum-attention-an-important-component-of-mommybrain

15 J. L. Pawluski, K. G. Lambert, C. H. Kinsley, « Neuroplasticity in the maternal hippocampus: Relation to cognition and effects of repeated stress », *Hormones and Behavior*, 2016.

16 世界上最知名、使用最广泛的实验室老鼠品种。

17 B. Leuner et al. , « The influence of offspring, pariy, and oxytocin on cognitive flexibility during the postpartum period », *Hormones and Behavior*, 2017.

18 V. Lemaire et al. , « Motherhood-induced memory improvement persists across lifespan in rats but is abolished by a gestational stress », *European Journal of Neuroscience*, 2006.

19 K. Ning et al. , « Parity is associated with cognitive function and brain age in both females and males », *Scientific Reports*, 2020.

20 E. R. Orchard et al. , « Relationship between parenthood and cortical thickness in late adulthood », *PLoS ONE*, 2020.

第 6 章 对"妈妈脑"的正面新定义！

1 https://www. todaysparent. com/family/parenting/baby-brain-is-bs/

2 M. Kaitz et al. , « Parturient women can recognize their infants by touch », *Developmental Psychology*, 1992. M. Kaitz et al. , « Fathers can also recognize their newborns by touch », *Infant Behavior and Development*, 1994.

3 I. U. Yarube et al. , « Cognitive dysfunction among primi gravidae attending an ante natal clinic in Kano, Northwest Nigeria », *Nigerian Journal of Physiological Sciences*, 2019.

4 这一假说认为，繁殖期活动量减少有利于雌性的生产，因为所费精力减少，发生事故和被捕食的可能性减少。（D. F. Sherry, E. Hampson, « Evolution and the hormonal control of sexually-dimorphic spatial abilities in humans », *Trends in Cognitive Sciences*, 1997.）

5 C. M. Jones, V. A. Braithwaite, S. D. Healy, « The evolution of sex differences in spatial ability », *Behavioral Neuroscience*, 2003. D. F. Sherry, E. Hampson, «Evolution and the hormonal control of sexually-dimorphic spatial abilities in humans», *Trends in Cognitive Sciences*, 1997.

6 M. V. Anderson, M. D. Rutherford, « Evidence of a nesting psychology during human pregnancy », *Evolution and Human Behavior*, 2013.

7 https://dictionary. apa. org/primary-maternal-preoccupation

8 B. Callaghan et al. , « Evidence for cognitive plasticity during pregnancy via enhanced learning and memory », *Memory*, 2022.

第 7 章　确实存在"女性大脑"吗？

1 John P. J. Pinel, Biopsychology, 3rd edition, 1996.

2 HumenSciences Éditions, 2019.

3 K. M. Lenz, B. M. Nugent, M. M. McCarthy, «Sexual differentiation of the rodent brain: dogma and beyond», *Frontiers in Neuroscience*, 2012.

4 全称是Lesbian Gay Bisexual Transgender Queer，是女同性恋（Lesbian）、男同性恋（Gay）、双性恋（Bisexual）、跨性别（Transgender）、酷儿（Queer）的英文首字母缩略字，简称"LGBTQ+"。

5 D. Joel, « Beyond the binary: Rethinking sex and the brain », *Neuroscience & Biobehavioral Reviews*, 2021.

6 出处同上。D. Joel, M. M. McCarthy, «Incorporating sex as a biological variable in neuropsychiatric research: Where are we now and where should we be?», *Neuropsychopharmacology*, 2016.

7 J. L. Pawluski, N. Kokras, T. D. Charlier, C. Dalla, « Sex matters in neuroscience and neuropsychopharmacology », *European Journal of Neuroscience*, 2020.

8 美国国立卫生研究院编号为NOT-OD-15-102的公告题目为"在美国国立卫生研究院中将性别视为一种生物变量"。

第 8 章　母爱的神话

1 W. Leung, « It' s not like there' s an instinct called mothering », theglobeandmail. com, 9 mai 2013.

2 www. larousse. fr/dictionnaires/francais/amour/3015

3 Le Livre de Poche, 2001.

4　A. Bartels, S. Zeki, « The neural correlates of maternal and romantic love », *NeuroImage*, 2004.

5　A. Bartels, S. Zeki, « The neural basis of romantic love », *NeuroReport*, 2000.

6　R. Feldman, « The adaptive human parental brain: implications for children' s social development », *Trends in Neurosciences*, 2015.

7　M. Numan, The Parental Brain, Oxford University Press, 2020.

8　www. jodipawluski. com/mommybrainrevisited/episode/ 331cd-2c9/21-oxytocin-and-bonding

第 9 章　成为母亲后大脑会萎缩吗？

1　J. Wartella et al. , « Single or multiple reproductive experiences attenuate neurobehavioral stress and fear responses in the female rat », *Physiology & Behavior*, 2003.

2　A. Von Hopffgarten, « Quand la maternité recâble le cerveau », *Cerveau & Psycho*, 13 décembre 2017.

3　J. L. Pawluski, E. Hoekzema, J. S. Lonstein, B. Leuner, « Less can be more: Fine tuning the maternal brain », *Neurosciences & Biobehavioral Reviews*, 2021.

4　A. Oatridge et al. , « Change in brain size during and after pregnancy : study in healthy women and women with preeclampsia », *American Journal of Neuroradiology*, 2002.

5　E. Hoekzema et al. , « Pregnancy leads to long-lasting changes in human brain structure », art. cit.

6　大脑灰质包括神经元的细胞体（白质包括神经纤维）。

7　M. Martínez-García et al. , « Do pregnancy-induced brain changes reverse? The brain of a mother six years after parturition », *Brain Sciences*, 2021.

8　脑回是大脑表面的褶曲部分。每个脑叶包含一定数量的脑回。

9　白质由连接和沟通不同脑区的纤维组成。

10　S. Zhang et al. , « Aberrant resting-state interhemispheric functional connectivity in patients with postpartum depression », *Behavioural Brain Research*, 2020.

11　P. Kim et al. , « The plasticity of human maternal brain: Longitudinal changes in brain anatomy during the early postpartum period », *Behavioral Neuroscience*, 2010. N. Lisofsky et al. , « Postpartal neural plasticity of the maternal brain: Early renormalization of pregnancy-related decreases? », *Neuro-Signals*, 2019. E. Luders et al. , « From baby brain to mommy brain: Widespread gray matter gain after giving birth », *Cortex*, 2020.

12 E. Luders et al. , « From baby brain to mommy brain: Widespread gray matter gain after giving birth », art. cit.

13 2017年在神经科学学会，2018年在巴黎国际妇女心理健康协会，以及最近在国际行为神经科学学会。

14 https://www. jodipawluski. com/mommybrainrevisited/episode/3f33e043/13-pregnancy-and-the-brain

15 J. L. Pawluski, L. A. Galea, « Reproductive experience alters hippocampal neurogenesis during the postpartum period in the dam », *Neuroscience*, 2007.

16 Cités dans J. L. Pawluski, K. G. Lambert, C. H. Kinsley, « Neuroplasticity in the maternal hippocampus: Relation to cognition and effects of repeated stress », art. cit.

17 J. L. Pawluski et al. , « Effect of sertraline on central serotonin and hippocampal plasticity in pregnant and non-pregnant rats », *Neuropharmacology*, 2020.

18 Haim et al. , 2017.

19 在作者播客第16条。

20 法国国家农业食品与环境研究院。

21 T. Shingo et al. , « Pregnancy-stimulated neurogenesis in the adult female forebrain mediated by prolactin », *Science*, 2003.

22 C. A. Penick et al. , « Reversible plasticity in brain size, behaviour and physiology characterizes caste transitions in a socially flexible ant (Harpegnathos saltator) », *Proceeding of The Royal Society B. Biological Sciences*, 2021.

23 了解更多信息:J. L. Pawluski et al. , « Less can be more: Fine tuning the maternal brain », art. cit.

24 D. A. Barrière et al. , « Brain orchestration of pregnancy and maternal behavior in

25 www. sciencedirect. com/science/article/pii/S10538

11921000537?via%3Dihub#sec0023

26 www. pbbmedia. org/matrescence. html

27 S. Carmona et al. , « Pregnancy and adolescence entail similar neu-roanatomical adaptations: A comparative analysis of cerebral morphometric changes », *Human Brain Mapping*, 2019.

第 10 章　一加一大于二

1 本章中出现的大部分参考文献均摘自以下综述:J. L. Pawluski, E. Hoekze-ma, J. S. Lonstein, B. Leuner, « Less can be more: Fine tuning the maternal brain », art. cit.

2 J. P. Lorberbaum et al. , « Feasibility of using fMRI to study mothers responding to infant cries », *Depression and Anxiety*, 1999.

3 S. Raz, « Behavioral and neural correlates of cognitive-affective function during late pregnancy: An event-related potentials study », *Behavioural Brain Research*, 2014.

4 A. Roos et al. , « Selective attention to fearful faces during pregnan-cy », *Progress in Neuro-Psychopharmacology & Biological Psychia-try*, 2012.

5 M. V. Anderson, M. D. Rutherford, « Recognition of novel faces after single exposure is enhanced during pregnancy », *Evolutionary Psy-chology*, 2011.

6 R. M. Pearson et al. , « Emotional sensitivity of motherhood: late pregnancy is associated with enhanced accuracy to encode emotional faces », *Hormones and Behavior*, 2009.

7 B. C. Jones et al. , « Menstrual cycle, pregnancy and oral contra-ceptive use alter attraction to apparent health in faces », *Proceed-ings of the Royal Society B. Biological Sciences*, 2005.

8 H. J. V. Rutherford et al. , « Prenatal neural responses to infant faces predict postpartum reflective functioning », *Infant Behavior & De-velopment*, 2018.

9 J. Dudek et al. , « Changes in cortical sensitivity to infant facial cues from pregnancy to motherhood predict mother-infant bonding », *Child Development*, 2020.

10 A. J. Bjertrup et al. , « The maternal brain: Neural responses to infants

in mothers with and without mood disorder », *Neuroscience & Biobehavioral Reviews*, 2019.

11 出处同上。

12 J. L. Pawluski et al. , « Less can be more: Fine tuning the matenal brain », art. cit.

13 P. J. Brunton, J. A. Russell, « The expectant brain: Adapting for motherhood », *Nature Reviews. Neuroscience*, 2008. M. RincónCortés, A. A. Grace, « Adaptations in reward-related behaviors and mesolimbic dopamine function during motherhood and the postpartum period », *Frontiers in Neuroendocrinology*, 2020.

14 S. Atzil et al. , « Dopamine in the medial amygdala network mediates human bonding », *PNAS*, 2017.

15 R. C. Froemke, L. J. Young, « Oxytocin, neural plasticity, and social behavior », *Annual Review of Neuroscience*, 2021.

16 J. L. Pawluski et al. , « Less can be more: Fine tuning the maternal brain », art. cit.

17 E. Leibenluft et al. , « Mothers' neural activation in response to pictures of their children and other children », *Biological Psychiatry*, 2004.

18 J. E. Swain et al. , « Baby stimuli and the parent brain: functional neuroimaging of the neural substrates of parent-infant attachment », *Psychiatry (Edgmont)*, 2008.

19 H. K. Laurent, J. C. Ablow, « The missing link: Mothers' neural response to infant cry related to infant attachment behaviors », *Infant Behavior & Development*, 2012.

20 E. D. Musser et al. , « The neural correlates of maternal sensitivity: An fMRI study », *Developmental Cognitive Neuroscience*, 2012.

21 C. E. Parsons et al. , « Duration of motherhood has incremental effects on mothers' neural processing of infant vocal cues: a neuroimaging study of women », *Scientific Reports*, 2017.

22 K. Zhang et al. , « Dynamic alterations in spontaneous brain activity in mothers: A resting-state functional magnetic resonance imaging study », *Neuroscience Bulletin*, 2019.

23 A. J. Dufford et al. , « Maternal brain resting-state connectivity in the postpartum period », *Journal of Neuroendocrinology*, 2019.

24 R. Feldman, « The adaptive human parental brain: implications for children' s social development », *Trends in Neurosciences*, 2015.

第 11 章 第二次呢?

1 R. S. Bridges, « Long-term effects of pregnancy and parturition upon maternal responsiveness in the rat », *Physiology & Behavior*, 1975. B. G. Orpen, A. S. Fleming, « Experience with pups sustains maternal responding in postpartum rats », *Physiology & Behavior*, 1987.

2 出处同上。

3 M. Pérez-Hernández et al. , « Multiparity decreases the effect of distractor stimuli on a working memory task: An EEG study », *Social Neuroscience*, 2021.

4 C. F. Boukydis, R. L. Burgess, « Adult physiological response to infant cries: Effects of temperament of infant, parental status, and gender », *Child Development*, 1982.

5 J. L. Pawluski, L. A. Galea, « Reproductive experience alters hippocampal neurogenesis during the postpartum period in the dam », art. cit.

6 A. N. Maupin et al. , « Investigating the association between parity and the maternal neural response to infant cues », *Social Neuroscience*, 2018.

第 12 章 永远的"妈妈脑"

1 本章部分内容基于我为网站撰写的一篇文章,来源:www. inspirethemind. org/ blog/ mom-brain-forever

2 A. -M. G. de Lange et al. , « Population-based neuroimaging reveals traces of childbirth in the maternal brain », *Proceedings of the National Academy of Sciences of the United States of America (PNAS)*, 2019.

3 E. Hoekzema et al. , « Pregnancy leads to long-lasting changes in human brain structure », art. cit.

4 J. L. Pawluski et al. , « Neuroplasticity in the maternal hippocampus:

Relation to cognition and effects of repeated stress », art. cit.

5 www. jodipawluski. com/mommybrainrevisited/episode/483f-4c2e/27-motherhood-and-brain-aging

6 www. ukbiobank. ac. uk/

7 A. -M. G. de Lange et al. , « The maternal brain: Region-specific patterns of brain aging are traceable decades after childbirth », *Human Brain Mapping*, 2020.

8 I. Voldsbekk et al. , « A history of previous childbirths is linked to women' s white matter brain age in midlife and older age », *Human Brain Mapping*, 2021.

9 K. Ning et al. , « Parity is associated with cognitive function and brain age in both females and males », art. cit.

10 E. R. Orchard et al. , « Relationship between parenthood and cortical thickness in late adulthood », art. cit.

11 属于Aspree-Neuro研究的一部分: https://aspree. org

12 Aspirin in Reducing Events in the Elderly, 阿司匹林降低老年人风险事件。

13 E. R. Orchard et al. , « Neuroprotective effects of motherhood on brain function in late life: A resting-state fMRI study », *Cerebral Cortex*, 2021.

14 www. jodipawluski. com/mommybrainrevisited/episode/1e0d-0c7f/15-enduring-effects-of-parenting-on-the-brain

第 13 章　生孩子不等于成为母亲

1 www. youtube. com/watch?v=hfBjKOGlFkw

2 来源:法国国家统计与经济研究所。

3 J. L. Pawluski, L. A. Galea, « Reproductive experience alters hippocampal neurogenesis during the postpartum period in the dam », art. cit.

4 J. L. Pawluski, E. Hoekzema, J. S. Lonstein, B. Leuner, « Less can be more: Fine tuning the maternal brain », art. cit.

5 C. Zhao, W. Deng, F. H. Gage, « Mechanisms and functional implications of adult neurogenesis », *Cell*, 2008.

6 J. Bick et al. , « Foster mother-infant bonding: associations between

foster mothers' oxytocin production, electrophysiological brain activity, feelings of commitment, and caregiving quality », *Child Development*, 2013.

7　"行为愉悦"是一种行为变量，包括积极情感、微笑、赞美和对互动的积极鼓励等，这种行为被认为对照顾寄养儿童十分重要。J. Bick, M. Dozier,K. Bernard, D. Grasso, R. Simons, « Foster mother-infant bonding: associations between foster mothers' oxytocin production, electrophysiological brain activity, feelings of commitment, and caregiving quality », art. cit.

8　M. Hernández-González et al. , « Observing videos of a baby crying or smiling induces similar, but not identical, electroencephalographic responses in biological and adoptive mothers », *Infant Behavior&Development*, 2016.

第 14 章　"爸爸脑"

1　U. Henz, « Fathers' involvement with their children in the United Kingdom: Recent trends and class differences », *Demographic Research*, 2019. X. Li, « Fathers' involvement in chinese societies: increasing presence, uneven progress », *Child Development Perspectives*, 2020.

2　E. Abraham, R. Feldman, « The neurobiology of human allomaternal care; implications for fathering, coparenting, and children' s social development », *Physiology & Behavior*, 2018.

3　本部分内容大多来自于此文献:M. Martínez-García, S. I. Cardenas, J. Pawluski, S. Carmona, D. E. Saxbe, « RecentNeuroscience Advances in Human Parenting », in G. González-Mariscal (dir.), Patterns of Parental Behavior, *Springer*, 2022.

4　P. Kim, « Neural plasticity in fathers of human infants », *Social Neuroscience*, 2014.

5　P. Kim et al. , « The plasticity of human maternal brain: Longitudinal changes in brain anatomy during the early postpartum period », art. cit.

6　M. Martínez-García, S. I. Cardenas, J. Pawluski, S. Carmona, D. E. Saxbe, « Recent Neuroscience Advances in Human Parenting », op.

cit.

7　M. Paternina-Die et al. , « The paternal transition entails neuroana-tomic adaptations that are associated with the father' s brain response to his infant cues », *Cerebral Cortex Communications*, 2020.

8　E. Hoekzema et al. , « Pregnancy leads to long-lasting changes in human brain structure », art. cit.

9　出处同上。

10　R. Feldman et al. , « The neural mechanisms and consequences of paternal caregiving », *Nature Reviews. Neuroscience*, 2019.

11　K. E. Wynne-Edwards, « Hormonal changes in mammalian fathers », *Hormones and Behavior*, 2001.

12　F. Diaz-Rojas et al. , « Development of the paternal brain in expect-ant fathers during early pregnancy », *NeuroImage*, 2021.

13　R. Feldman et al. , « The neural mechanisms and consequences of paternal caregiving », art. cit.

14　J. K. Rilling et al. , « The neural correlates of paternal consoling be-havior and frustration in response to infant crying », *Developmental Psychobiology*, 2021.

15　E. Abraham et al. , « Father' s brain is sensitive to childcare experi-ences », *PNAS*, 2014.

16　www. jodipawluski. com/mommybrainrevisited/epi-sode/4606760b/29-fatherhood-and-the-brain

17　J. K. Rilling, J. S. Mascaro, P. D. Hackett, « Differential neural respons-es to child and sexual stimuli in human fathers and nonfathers and their hormonal correlates », *Psychoneuroendocrinology*, 2014.

18　M. A. Shir Atzil et al. , « Synchrony and specificity in the maternal and the paternal brain: Relations to oxytocin and vasopressin », *Journal of the American Academy of Child & Adolescent Psychiatry*, 2012.

19　Z. Wu et al. , « Galanin neurons in the medial preoptic area govern parental behaviour », *Nature*, 2014.

20　www. jodipawluski. com/mommybrainrevisited/epi-sode/301da5f7/19-the-neurons-essential-for-parenting

第 15 章 "祖母脑"

1　指20世纪60年代，女性主义者上街焚烧胸罩等抗议活动。

2　À paraître chez Henry Holt and Co. en septembre 2022.

3　J. K. Rilling, A. Gonzalez, M. Lee, « The neural correlates of grandma-ternal caregiving », *Proceedings of the Royal Society B*, 2021.

4　« Grandmothers may be more connected to grandchildren than to own offspring », *The Guardian*, 17 novembre 2021.

5　https://edition. cnn. com/2021/11/19/health/grandparentempa-thy-children-study-wellness/index. html

6　E. Abraham et al. , « Father' s brain is sensitive to childcare expé- ri-ences », art. cit.

7　P. Kim, « How stress can influence brain adaptations to motherhood », *Frontiers Neuroendocrinology*, 2021. 我和她的播客:www. jodipawlus-ki. com/mommybrainrevisited/episode/35d37e2f/17-stress-and-the-maternal-brain

8　K. L. D' Anna-Hernandez et al. , « Acculturation, maternal cortisol, and birth outcomes in women of Mexican des cent », *Psychoso-matic Medicine*, 2012. 我和她的播客:www. jodipawluski. com/mom-mybrainrevisited/episode/33c6fdd2/26-sociocultur-al-stress-and-maternal-mental-health

第 16 章　产妇精神病小史

1　本章改写自作者本人的书:You are not alone: An anthology of perina-tal mental health stories from conception to postpartum, Canadian Perinatal Mental Health Collaborative, Wintertickle Press, 2021.

2　« Toutes les Bliss-girls sont des guerrières », Hachette. fr, 24 août 2020.

3　J. L. Pawluski, J. S. Lonstein, A. S. Fleming, « The neurobiology of post-partum anxiety and depression », art. cit.

4　P. A. Coble, N. L. Day, « The epidemiology of mental and emotional disorders during pregnancy and the postpartum period », in R. L. Cohen (dir.), Psychiatric Consultation in Childbirth Settings, Spring-er, 1998.

5　T. Munk-Olsen et al. , « Perinatal psychiatric episodes: A popula-tion-based study on treatment incidence and prevalence », *Trans-lational Psychiatry*, 2016. T. Munk-Olsen, I. Jones, T. M. Laursen, « Birth order and postpartum psychiatric disorders », *Bipolar Disorders*, 2014.

6 I. Brockington, « A historical perspective on the psychiatry of motherhood », in A. Riecher-Rossler (dir.), Perinatal Stress, Mood and Anxiety Disorders, Karger, 2005.

7 www. medicinenet. com/forensic_medicine/definition. htm

8 J. -E. Esquirol, Des maladies mentales considérées sous le rapport médical, hygiénique et médico-légal, tome premier, 1838.

9 K. Trede, R. J. Baldessarini, A. C. Viguera, A. Bottero, « Treatise on insanity in pregnant, postpartum, and lactating women (1858) by Louis Victor Marcé: a commentary », *Harvard Review of Psychiatry*, 2009.

10 https://marcesociety. com

11 www. marce-francophone. fr

12 V. Sharma, A. Santopinto, « Childbirth and manic-depressive illness: An account of Emil Kraepelin' s contribution », *German Journal of Psychiatry*, 2008.

13 M. N. Marks, Introduction: Professor Channi Kumar (1938-2000), The British Journal of Psychiatry, Supplement, 2004.

第 17 章　不要强迫妈妈必须感到幸福！

1 PUF, 2016.

2 Diagnostic and Statistical Manual of Mental Disorders, 5th edition, APA, 2013.

3 M. -N. Vacheron et al. , « Comité national d' experts sur la mortalité maternelle, Mortalité maternelle par suicide en France 2013-2015 », *Gynécologie Obstétrique Fertilité & Sénologie*, 2021.

4 S. Grigoriadis et al. , « Perinatal suicide in Ontario, Canada: a 15-year population-based study », *Canadian Medical Association Journal*, 2017.

5 C. Billionnet et al. , « Gestational diabetes and adverse perinatal outcomes from 716 152 births in France in 2012 », *Diabetologia*, 2017.

6 来自世界卫生组织文章:« Mental health and substance use ».

7 J. L. Pawluski, J. S. Lonstein, A. S. Fleming, « The Neurobiology of Post-

partum Anxiety and Depression », art. cit.

8 约瑟夫的昵称。

9 https://perinat2020. sciencesconf. org/

10 https://pubmed. ncbi. nlm. nih. gov/

11 K. E. Wonch, C. B. de Medeiros, J. A. Barrett, A. Dudin, W. A. Cunningham, G. B. Hall, M. Steiner, A. S. Fleming « Postpartum depression and brain response to infants: Differential amygdala response and connectivity », *Social Neuroscience*, 2016.

12 J. L. Pawluski, J. S. Lonstein, A. S. Fleming, « The Neurobiology of Postpartum Anxiety and Depression », op. cit.

13 A. Dudin et al. , « Amygdala and affective responses to infant pictures: Comparing depressed and non-depressed mothers and non-mothers », *Journal of Neuroendocrinology*, 2019.

14 M. J. Dickens, J. L. Pawluski, « The HPA axis during the perinatal period : Implications for perinatal depression », *Endocrinology*, 2018. J. Pawluski, M. Dickens, J. Maguire, « Neuroendocrinology of perinatal mental illness », in P. J. Brunton et D. R. Grattan (dir.), Neuroendocrinology of Pregnancy and Lactation, Springer Nature Switzerland AG (en cours).

15 出处同上。

16 « Motherhood brings the most dramatic brain changes of a woman' s life » (La maternité induit les changements cérébraux les plus spectaculaires de la vie d' une femme), www. bostonglobe. com

17 Wellcome Collection, Main Edition, 2021.

第 18 章　好妈妈也会有可怕的念头

1 Familius, 2019.

2 https://postpartumstress. com

3 加拿大女歌手，曾获7次格莱美奖。

4 指像直升机一样盘旋在孩子身边，对孩子过度操心与干预的母亲。

5 K. R. Thorsness, C. Watson, E. M. LaRusso, « Perinatal anxiety: approach to diagnosis and management in the obstetric setting », *American Journal of Obstetrics and Gynecology*, 2018.

6 该定义来源于DSM-5，即《精神障碍诊断与统计手册（第5版）》。

7 在DSM-5中，强迫症已不再被视为焦虑症的一种，而是归为"强迫症及其相关症状"的范畴；但在CIM-10[法国版的《国际疾病分类（第10版）》]中，强迫症仍被归为焦虑症。(www. icd10data. com/ICD10CM/Codes/F01-F99/F40-F48/F42-/F42. 9)

8 E. J. Fawcett et al. , « The prevalence of anxiety disorders during pregnancy and the postpartum period: A multivariate bayesian meta-analysis », *The Journal of Clinical Psychiatry*, 2020.

9 来源:美国精神医学学会。

10 来源:美国国家精神卫生研究所。

11 C. Conaboy, « Motherhood brings the most dramatic brain changes of a woman's life », art. cit.

12 J. H. Goodman, G. R. Watson, B. Stubbs, « Anxiety disorders in postpartum women: A systematic review and meta-analysis », *Journal of Affective Disorders*, 2016.

13 https://podcasts. apple. com/fr/podcast/mommy-brainrevisited/id1512717675

14 γ–氨基丁酸。

15 J. L. Pawluski, J. E. Swain, J. S. Lonstein, « Neurobiology of peripartum mental illness », Handbook of Clinical Neurology, 2021.

16 A. S. Fleming et al. , « Maternal affect and quality of parenting experiences are related to amygdala response to infant faces », *Social Neuroscience*, 2012.

17 通过测定血氧水平依赖（简称"BOLD"）。

18 K. E. Wonch et al. , « Postpartum depression and brain response to infants: Differential amygdala response and connectivity », art. cit.

19 S. M. Malak et al. , « Maternal anxiety and neural responses to infant faces », *Journal of Affective Disorders*, 2015.

20 J. L. Pawluski, M. Dickens, J. Maguire, « Neuroendocrinology of perinatal mental illness », art. cit.

21 www. app-network. org

22 www. jodipawluski. com/mommybrainrevisited/episode/2df-803c3/20-the-neurobiology-of-postpartum-psychosis

23 P. Dazzan et al. , « Brain structure in women at risk of postpartum psychosis: an MRI study », *Translational Psychiatry*, 2017.

24 先前被诊断为双相情感障碍的女性。

25 P. Dazzan et al. , « Neurocognitive correlates of working memory and emotional processing in postpartum psychosis: an fMRI study », *Psychological Medicine*, 2021.

第 19 章　分娩的战场

1　https://afar. info
2　https://arenes. eu/events/event/colloque-violences-et-soutien-sa-la-maternite/
3　全国孕产妇死亡保密调查（ENCMM），来源于法国国家健康与医学研究院和法国公共卫生署:www. santepubliquefrance. fr/etudes-et-enquetes/enquete-nationaleconfidentielle-sur-les-morts-maternelles
4　C. A. Stramrood et al. , « Posttraumatic stress disorder following pre-eclampsia and PPROM: a prospective study with 15 months follow-up », *Reproductive Sciences*, 2011.
5　S. Dekel et al. , « Childbirth induced posttraumatic stress syndrome: A systematic review of prevalence and risk factors », *Frontiers in Psychology*, 2017.
6　E. Schobinger, S. Stuijfzand, A. Horsch, « Acute and posttraumatic stress disorder symptoms in mothers and fathers following childbirth: A prospective cohort study », *Frontiers in Psychiatry*, 2020.
7　出处同上。
8　C. Deforges, Y. Noël, M. Eberhard-Gran, S. Garthus-Niegel, A. Horsch, « Prenatal insomnia and childbirth-related PTSD symptoms: A prospective population-based cohort study », *Journal of Affective Disorders*, 2021.
9　C. Deforges, S. Stuijfzand, Y. Noël, M. Robertson, T. Breines Simonsen, M. Eberhard-Gran, S. Garthus-Niegel, A. Horsch, « The relationship between early administration of morphine or nitrous oxide gas and PTSD symptom development », *Journal of Affective Disorders*, 2021.
10 S. Stuijfzand, S. Garthus-Niegel, A. Horsch, « Parental birthrelated PTSD symptoms and bonding in the early postpartum period: A prospective population-based cohort study », *Frontiers in Psychiatry*, 2020.
11 S. Garthus-Niegel, A. Horsch, S. Ayers, J. Junge-Hoffmeister, K. Weid-

ner, M. Eberhard-Gran, « The influence of postpartum PTSD on breastfeeding: A longitudinal population-based study », *Birth*, 2018.

12 V. Sandoz, C. Hingray, S. Stuijfzand, A. Lacroix, W. El Hage, A. Horsch, « Measurement and conceptualization of maternal PTSD following childbirth: Psychometric properties of the city birth trauma scale – french version », APA, PsycNet, 2021.

13 www. midwiferytoday. com/mt-articles/ptsd-and-obstetricviolence/

14 https://eipmh. com/who-we-are/

15 E. L. Moses-Kolko et al. , « In search of neural endophenotypes of postpartum psychopathology and disrupted maternal caregiving », *Journal of Neuroendocrinoly*, 2014.

16 D. S. Schechter et al. , « An fMRI study of the brain responses of traumatized mothers to viewing their toddlers during separation and play », *Social Cognitive and Affective Neuroscience*, 2012.

17 E. L. Moses-Kolko et al. , « In search of neural endophenotypes of postpartum psychopathology and disrupted maternal caregiving », art. cit.

18 S. Kim et al. , « Mothers' unresolved trauma blunts amygdala response to infant distress », *Social Neuroscience*, 2017.

19 P. Kim, C. G. Capistrano, A. Erhart, R. Gray-Schiff, N. Xu, « Socioeconomic disadvantage, neural responses to infant emotions, and emotional availability among first-time new mothers », *Behavioural Brain Research,* 2017.

20 J. Levy, K. Yirmiya, A. Goldstein, R. Feldman, « The neural basis of empathy and empathic behavior in the context of chronic trauma », *Frontiers in Psychiatry*, 2019.

21 A. Horsch et al. , « Reducing intrusive traumatic memories after emergency caesarean section: A proof-of-principe randomized controlled study », *Behaviour Research and Therapy*, 2017.

22 O. Butler et al. , « Trauma, treatment and Tetris: Video gaming increases hippocampal volume in male patients with combat-related posttraumatic stress disorder », *Journal of Psychiatry & Neuroscience*, 2020.

23 会阴撕裂分4个等级。Ⅱ度撕裂伤及阴道和会阴。

第 20 章　大脑一旦开始就无法停止

1　Dilation and Curettage，扩张和刮宫，简称"D&C"。

2　M. Willets, « What it means to be a rainbow baby and why rainbow babies are beautiful » (Qu' est-ce qu' un bébé arc-en-ciel et pour-quoi les bébés arc-en-ciel sont magnifiques), www. parents. com, 2018.

3　A. Serfaty, « Stillbirth in France », *The Lancet*, 2014.

4　C. Burden et al. , « From grief, guilt pain and stigma to hope and pride – a systematic review and meta-analysis of mixed-method research of the psychosocial impact of stillbirth », *BMC Pregnancy and Childbirth*, 2016.

5　A. K. Lewkowitz et al. , « Association between stillbirth ≥ 23 weeks gestation and acute psychiatric illness within 1 year of delivery », *American Journal of Obstetrics and Gynecology*, 2019.

6　J. Farren et al. , « Post-traumatic stress, anxiety and depression fol-lowing miscarriage and ectopic pregnancy: a multi-center, pro-spective, cohort study », *American Journal of Obstetrics and Gyne-cology*, 2020.

7　Références : H. J. Huh et al. , « Unresolved bereavement and other mental health problems in parents of the Sewol ferry accident after 18 months », *Psychiatry Investigation*, 2017. A. Kersting et al. , « Prev-alence of complicated grief in a representative populationbased sample », *Journal of Affective Disorders*, 2011. M. C. McCarthy et al. , « Prevalence and predictors of parental grief and depression after the death of a child from cancer », *Journal of Palliative Medicine*, 2010. H. G. Prigerson et al. , « Prolonged grief disorder: Psychometric validation of criteria proposed for DSM-V and ICD- 11 », *PLoS Medi-cine*, 2009. M. K. Shear, « Grief and mourning gone awry: pathway and course of complicated grief », *Dialogues in Clinical Neurosci-ence*, 2012. M. K. Shear, « Clinical practice. Complicated grief », *The New England Journal of Medicine*, 2015. S. Zisook,K. Shear, « Grief and bereavement: what psychiatrists need to know », *World Psychi-atry*, 2009.

8　J. L. Pawluski, B. L. Vanderbyl, K. Ragan, L. A. Galea, « First reproductive experience persistently affects spatial reference and working memory in the mother and these effects are not due to pregnancy or "mothering" alone », art. cit.

9   J. L. Pawluski, S. E. Lieblich, L. A. Galea, « Offspring-exposure reduces depressive-like behaviour in the parturient female rat », *Behavioural Brain Research*, 2009.

10 L. Demarchi, J. L. Pawluski, O. J. Bosch, « The brain oxytocin and cor-ticotropin-releasing factor systems in grieving mothers: What we know and what we need to learn », *Peptides*, 2021.

11 R. Orso et al. , « Maternal behavior of the mouse dam toward pups: implications for maternal separation model of early life stress », *Stress*, 2018.

12 www. theatlantic. com/science/archive/2018/08/orca-fami-lygrief/567470/

第 21 章　爸爸的抑郁

1   E. Lesser, Cassandra Speaks. When Women Are the Storytellers, the Human Story Changes, Harper Wave, 2020.

2   www. youtube. com/watch?v=uihF7_oLgo4

3   www. youtube. com/watch?v=-MUauB2HpYA

4   www. nytimes. com/2021/07/19/well/mind/men-postpartumde-pression. html

5   W. -W. Rao et al. , « Prevalence of prenatal and postpartum depres-sion in fathers: A comprehensive meta-analysis of observational sur-veys », *Journal of Affective Disorders*, 2020.

6   D. B. Singley, L. M. Edwards, « Men' s perinatal mental health in the transition to fatherhood », Professional Psychology. Research and Practice, 2015. J. F. Paulson et al. , « Individual and combined ef-fects of postpartum depression in mothers and fathers on parenting behavior, Pediatrics, 2006.

7   P. Kim, J. E. Swain, « Sad dads: paternal postpartum depression », *Psychiatry*, 2007.

8   N. Fairbrother et al. , « Prepartum and postpartum mothers' and fa-thers' unwanted, intrusive thoughts in response to infant crying »,

Behavioural and Cognitive Psychotherapy, 2019.

9 J. A. Leiferman et al. , « Anxiety among fathers during the prenatal and postpartum period: a meta-analysis », *Journal of Psychosomatic Obstetrics & Gynecology*, 2021.

10 S. D. Fisher, « Paternal mental health: Why is it relevant? », *American Journal of Lifestyle Medicine*, 2016.

11 J. L. Pawluski, « Perinatal selective serotonin reuptake inhibitor exposure: impact on brain development and neural plasticity », *Neuroendocrinology*, 2012. M. Gemmel et al. , « Perinatal selective serotonin reuptake inhibitor medication (SSRI) effects on social behaviors, neurodevelopment and the epigenome », *Neuroscience&Biobehavioral Reviews*, 2018.

12 第八届世界妇女心理健康大会于2019年3月在巴黎召开。

13 A. -S. Rommel et al. , « Long-term prenatal effects of antidepressant use on the risk of affective disorders in the offspring: A register-based cohort study », *Neuropsychopharmacology*, 2021.

14 P. Kim et al. , « Neural plasticity in fathers of human infants », art. cit.

15 D. E. Saxbe et al. , « High paternal testosterone may protect against postpartum depressive symptoms in fathers, but confer risk to mothers and children », *Hormones and Behavior*, 2017.

16 A. Isacco et al. , « An examination of fathers' mental health help seeking: A brief report », *American Journal of Men's Health*, 2015.

结语

1 Routledge, 2017.

2 J. L. Pawluski, M. Li, J. S. Lonstein, « Serotonin and motherhood: From molecules to mood », *Frontiers in Neuroendocrinology*, 2019.

3 J. E. Swain et al. , « Parent-child intervention decreases stress and increases maternal brain activity and connectivity during own baby-cry: An exploratory study », *Development and Psychopathology*, 2017.

4 https://medicine. umich. edu/dept/psychiatry/programs/ zero-thrive/clinical-service/mom-power

5 M. Muzik et al. , « Mom power: Preliminary outcomes of a group in-

tervention to improve mental health and parenting among high-risk mothers », *Archives of Women's Mental Health*, 2015. M. Muzik et al. , « A mental health and parenting intervention for adolescent and young adult mothers and their infants », *Journal of Depression and Anxiety*, 2016.

6 www. instagram. com/postpartum_tamere/

7 www. instagram. com/p/CaD5p19J2mT/

8 C. Bondar, Wild Moms. Motherhood in the Animal Kingdom, Pegasus Books, 2018.

图书在版编目（ＣＩＰ）数据

母性大脑 /（加）乔蒂·帕鲁斯基著；郭琰译 .-- 长沙：湖南科学技术出版社，2024. 11.
ISBN 978-7-5710-3120-6
Ⅰ . R338.2
中国国家版本馆 CIP 数据核字第 20241HB880 号

湖南科学技术出版社独家获得本书中文简体版本出版发行权

著作权合同登记号：18-2024-095

MUXING DANAO
母 性 大 脑

著　　者	[加]乔蒂·帕鲁斯基	印　　刷	湖南省众鑫印务有限公司
译　　者	郭琰		（印装质量问题请直接与本厂联系）
出 版 人	潘晓山	厂　　址	长沙县榔梨街道
责任编辑	谢俊木子　李叶		梨江大道 20 号
责任美编	彭怡轩	邮　　编	410600
出版发行	湖南科学技术出版社	版　　次	2024 年 11 月第 1 版
社　　址	长沙市芙蓉中路一段 416 号	印　　次	2024 年 11 月第 1 次印刷
	泊富国际金融中心	开　　本	880 mm × 1230 mm 1/32
网　　址	http://www.hnstp.com	印　　张	7.5
湖南科学技术出版社天猫旗舰店网址		字　　数	141 千字
	http://hnkjcbs.tmall.com	书　　号	ISBN 978-7-5710-3120-6
邮购联系	0731-84375808	定　　价	58.00 元